医护级卫生用品标准系列丛书

医护级**纸尿裤**
标准要点及实施指南

中卫安（北京）认证中心◎编著

中国标准出版社

北 京

图书在版编目（CIP）数据

医护级纸尿裤标准要点及实施指南/中卫安（北京）
认证中心编著 . —北京：中国标准出版社，2018.11
ISBN 978 - 7 - 5066 - 9116 - 1

Ⅰ.①医…　Ⅱ.①中…　Ⅲ.①妇幼卫生—日用品—
卫生标准—中国　Ⅳ.①R17 - 65

中国版本图书馆 CIP 数据核字（2018）第 227450 号

中国标准出版社　出版发行
北京市朝阳区和平里西街甲 2 号（100029）
北京市西城区三里河北街 16 号（100045）
网址：www.spc.net.cn
总编室：(010) 68533533　发行中心：(010) 51780238
读者服务部：(010) 68523946
中国标准出版社秦皇岛印刷厂印刷
各地新华书店经销
＊
开本 710×1000　1/16　印张 13.75　字数 172 千字
2018 年 11 月第一版　2018 年 11 月第一次印刷
＊
定价　55.00 元

本书编委会

顾　问：曹荣桂　王　宇　李劲松

主　编：杨乙楠　金利伟　覃叙钧　刘丙鲁

副主编：梁国峰　张清文　任永枫　贺瑞成

主　审：郑浩彬　陈　曦

副主审：朱经海　张大伟

编　委：王毓慧　丁建伟　孔宋华　甘　益

　　　　张　敬　赵泽婷　邹　晨　黄翠玉

　　　　魏　军

杨乙楠　中卫安（北京）认证中心副主任，全国卫生产业企业管理协会标准与认证专业委员会副主任委员，全国造纸工业标准化技术委员会生活用纸和纸制品分技术委员会委员，中国保健服务认证主要创始人。从事管理、标准和认证工作 20 年，承担 2 项国家认证认可科技支撑计划项目、国家中医药管理局中医养生保健服务认证课题主要负责人；参加 8 项国家标准和行业标准、近 10 项团体标准的制定工作。

金利伟　杭州可靠护理用品股份有限公司创始人，可靠企业研究院院长，浙江卫生用品商会荣誉会长，中国造纸委员会生活用纸协会特聘专家。获中国专利 150 余项，参与制定纸尿裤国家标准、医护级成人纸尿裤（片、垫）等团体标准。

覃叙钧　湖南康程护理用品有限公司总经理，硕士学历，现任中国纸张协会副会长，获纸尿裤产品预制芯体、第四代 7 层复合芯体等多项中国专利。

刘丙鲁　中卫安（北京）认证中心技术部部长，工业标准化工程师；参与《医护级纸尿裤》《医护级卫生巾》等 3 项团体标准及多项生活用纸及纸制品卫生安全认证标准的编写制定，公开发表有《一次性卫生用品系列团体标准的研究与制定》《新型 GPPS 抗菌防霉母粒研究与应用》等论文。获两项国家专利。

副主编 •————————

梁国峰　　维达集团纸业发展中心质保副总监，参与卫生纸、纸巾纸、湿巾、卫生巾、纸尿裤等国家标准的起草（修订）工作；参与《包装材料及制品气味的评价》《绿色产品评价——纸和纸制品》等标准起草工作；参与广东省造纸行业能耗标准的研讨与修订。

张清文　　国家纸张质量监督检验中心教授级高级工程师，主持和参加制定《造纸行业单位产品综合能耗限额》等多项标准，承担了"十二五"国家科技支撑计划课题"电子信息、造纸和印刷行业典型产品碳足迹评价关键技术研究与示范"。

任永枫　　高级实验室工程师，重庆百亚卫生用品股份有限公司品保经理，长期从事质量管理、实验室管理工作；2017年参与制定《医护级婴儿纸尿裤（片）》等团体标准。

贺瑞成　　北京倍舒特科技发展有限公司研发总监，从事卫生巾、纸尿裤等卫生用品研究近 20 年，带领倍舒特研发团队获多项国家发明专利，致力为消费者提供安全、舒适、健康的产品。

序

FOREWORD

党的十九大提出"实现国民健康长寿，是国家富强、民族振兴的重要标志，也是全国各族人民的共同愿望"。《"健康中国2030"规划纲要》也明确指出，要"健全健康领域标准规范和指南体系。完善健康中国建设推进协调机制，统筹协调推进健康中国建设全局性工作"。

卫生工作事关亿万人民健康、千家万户的幸福，是我国建设健康中国的动力和保障。我国的医疗卫生标准化体系比较健全，但是非医疗领域尤其是健康安全卫生领域的标准化体系并没有建立。建立非医疗领域的健康卫生安全标准化体系，制定有关标准，与医疗领域标准形成互补，对健康行业实施标准化、规范化管理，有利于健康卫生行业标准化体系进一步健全，有效提高健康服务质量和健康保障水平，促进我国健康卫生安全事业的全面发展。医护级卫生产品系列团体标准《医护级婴儿纸尿裤（片）》《医护级成人纸尿裤（片、垫）》《医护级卫生巾（含卫生护垫）》的制定和发布实施，填补了该行业的空白，提高了产品品质和要求，得到企业和消费者的普遍欢迎及认可。

在本书的编写出版过程中，中卫安（北京）认证中心牵头做了大量工作，并得到了杭州可靠护理用品股份有限公司、重庆百亚卫生用品股份有限公司、湖南康程护理用品有限公司、湖南千金卫生用品股份有限公司、川田卫生用品（浙江）有限公司、北京倍舒特科技发展有限公司、广东景兴健康护理实业股份有限公司、维达纸业（中国）有限公司、中国制浆造纸研究院等单位的鼎立协助，在此谨表感谢！

由于编写时间仓促，书中难免有不妥和错误之处，敬请各位读者批评指正。

曹荣桂

2018 年 9 月

目录
CONTENTS

第一章
纸尿裤的起源及市场发展

纸尿裤在中国市场广为人知的俗称是"尿不湿"，广义的纸尿裤还包括纸尿片、纸尿垫以及拉拉裤等类似产品，是一种为不方便如厕的人专门制作的生活用品。从市场数据看出，如今纸尿裤早已经登堂入室，成为中国人耳熟能详的日常生活消费品之一，纸尿裤等卫生用品的品牌知名度、产品质量以及卫生安全等，已成为当前社会频频关注的热点，由此导致与纸尿裤等卫生用品相关的标准也成为社会舆论的关注点之一。

图 1-1 反映出一个市场趋势，那就是成人纸尿裤等一次性卫生

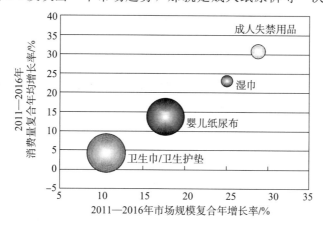

图 1-1　一次性卫生用品市场参考数据

（资料来源：中国一次性卫生用品行业 2016 年概况及展望. 造纸信息，2017（9））.

用品（按照 GB/T 28004—2011《纸尿裤》（片、垫）的表述，纸尿裤属于"失禁用品"）的市场复合年增长率远高于其他的一次性卫生用品的市场复合年增长率，显示出成人纸尿裤这种一次性卫生用品巨大的市场需求。

第一节 纸尿裤的起源

回顾纸尿裤的起源及发展史可以看出，纸尿裤虽是一次性消费品，但其技术创新从未终止过。

在我国的一些偏远地区，至今仍然可以看到人们在使用纸尿裤之前的"初始"形态（尿布）：用旧衣服（吸水性好的棉布制品最多见）裁剪成块后，垫在婴儿或成人的臀部，为了防止液体渗出来沾染衣被，往往在尿布下边垫上不渗水的油布、塑料布等；实际上，在尿布上面增加个外包覆材料，尿布已经具备了纸尿裤的基本特性："由外包覆材料、内置吸收层、防渗底膜等制成"（见 GB/T 28004—2011《纸尿裤》（片、垫））。

尿布虽然贴身、透气，舒适性比较好，但洗尿布却是一个让人感到十分"沉重"的负担，如何能做到不洗尿布，就成为喜欢动脑筋的人乐此不疲的事情。

1942 年，瑞典人鲍里斯特尔姆发明了两件式的纸尿布，但由于这种新型纸尿布价格昂贵而且容易破损渗漏，市场反映不良，让普通老百姓不敢轻易问津。

1960 年，美国宝洁公司提出"翼式"纸尿裤设计方案，这种"翼式"纸尿裤使用无纺布与绒毛浆作为液体渗透层吸收层，并以安全别针加以固定，开启了"纸尿裤"规模化进入市场。这种使用无纺布与绒毛浆承担纸尿裤液体渗透层/吸收层材料功能，作为制造纸尿裤的基本材料沿用至今。

1980 年，美国太空总署工程师唐鑫源在纸尿裤中加入高分子吸水树脂材料（简称高分子 SAP，由淀粉和丙烯酸盐做主要原料制成的；能吸水 1400mL），极大地提升了纸尿裤的吸收性和干爽性，奠定了现代纸尿裤结构形态。

第二节　纸尿裤的市场发展

1997 年，美国宝洁公司旗下的"帮宝适"品牌纸尿裤进入了中国市场，在广告效应的影响下，中国消费者开始逐步接受使用纸尿裤，由此，纸尿裤这种一次性卫生用品进入广大的中国消费者家庭。

首先，我国人民生活水平的全面提高是纸尿裤市场快速发展的根本原因。纸尿裤之所以成为日常生活用品，其背景就是我国人民的生活水平已经从寻求温饱跨越到追求生活品质的时代，这一点是不言而喻的。

其次，纸尿裤产品使用的便捷性让人们在清理人的排泄物时，更加省时省力，从而使宝爸、宝妈们从"洗尿布"的繁琐劳动中"解放"出来。纸尿裤适应了现代社会的快节奏生活，是这种一次性（用完即扔）的生活用品大行其道的主要原因之一。

事实上，不仅婴幼儿需要使用一次性纸尿裤，成人也是纸尿裤的主要用户，在一些特殊群体中（如飞行员、航天员、需卧床解决生理排泄的成年人），纸尿裤的市场一直保持了旺盛需求。

纸尿裤的卫生安全性比较好，纸尿裤是工业化流水线的产品，生产企业会按照相关标准对纸尿裤的产品质量进行全面监控，因此可以让人们放心地使用。

我国纸尿裤的市场是从无到有，一直在节节攀升。从图 1-2 显示的数据可以看出，到 2018 年年底，我国 0～2 岁婴儿数将接近 4000 万人，仅婴幼儿纸尿裤的市场规模就将达到 545 亿元。预计到 2020 年，婴幼儿纸尿裤市场规模将达到 706 亿元。

单位：亿元

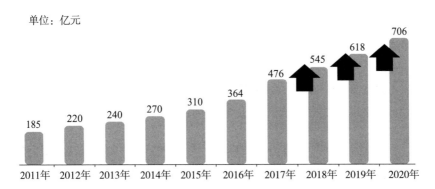

图 1-2 我国婴幼儿纸尿裤市场容量的变化

数据来源：康程 CPRC

影响纸尿裤市场迅速发展的主要因素如下：

（1）国家发布了"二胎"政策。2014 年，我国全面放开二胎生育政策，成为包括婴幼儿纸尿裤等婴幼儿用品市场前景被广泛看好的直接导因；我国上一次生育高峰出现在 1985—1990 年，从 2015 年开始，适龄生育妇女人数进入高峰，据此预测 2015—2019 年期间我国新生儿将增加 750 万人。

（2）我国居民消费水平的快速提升，是支持一次性卫生用品市场发展的基本原因。纸尿裤这种一次性卫生用品如果想获得消费者广泛持久地使用，需建立在普通家庭可以坦然承受的购买力基础上，也就是说要能够"消费得起"。

据有关部门发布的消息，2017 年，我国的经济总量已排在美国之后、位居世界第二位。我国经济总量攀升的表现方式之一就是居民消费水平显著提高（见图 1-3），居民消费支出日益增长。居民消费水平的提升为纸尿裤等一次性消费品市场稳定且快速增长奠定了扎实基础。

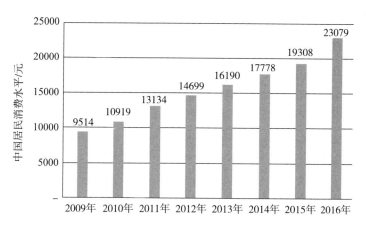

图 1-3　2009—2016 年中国居民消费水平走势

（资料来源：中国产业信息网）

（3）纸尿裤关键技术指标渗透率的提升。2001 年，我国纸尿裤渗透率仅为 2.1%，至 2017 年提升至 59%，但对比美国产品的 96% 渗透率和日本产品的 90% 渗透率，仍有较大提升空间。

2018 年，搜狐网连续发表了多篇有关纸尿裤市场的报道，其中母婴频道发表的一篇《成人纸尿裤：下一个市场风口？》（见图 1-4）就提出："近年来，我国人口老龄化程度越来越高，60 岁以上的老年人口正以每年 700 万左右的速度增长，但成人纸尿裤渗透率远落后于发达国家水平。随着国民消费能力的增强、老龄化进程的加快以及老年消费者观念的转变，我国成人失禁用品在渗透率低及购买力高速增长的背景下将迎来井喷式发展。"该报道还说："根据生活用纸委员会公布的统计数据，近年我国成人纸尿裤年均消费量约 6.45 亿片。在按片计算的总消费量中，纸尿裤占 45%，纸尿片占 20%，护理垫占 35%。生活水平的提高以及人均可支配收入的增长是成人失禁用品市场增长的首要原因，而北京等部分省市将纸尿裤/片和护理垫等卫生用品纳入工伤职工保险报销范围，也是促进成人失禁用品消费量增长的原因之一。"

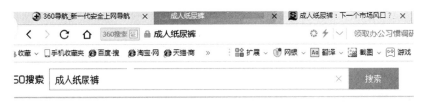

图 1-4　有关成人纸尿裤的网络报道

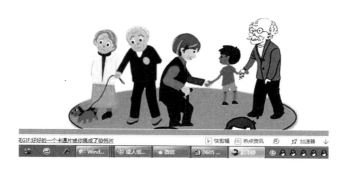

图 1-4 （续）

（4）日均使用量和单片价格的提升。2013 年，我国纸尿裤日均使用量为 2.82 片，至 2016 年提升至 5.33 片。单片价格则由 1.16 元提升至 2.0 元。随着健康生活观念和育儿观念的发展变化，预计未来纸尿裤日均使用量的上升趋势和对高端产品的需求依然会延续。

纸尿裤日均使用量的提升，反映出在我国政府、社会舆论的持续推动下，居民的大健康观念更加深入人心。消费者意识到及时更换纸尿裤，可以更好地保证使用者的身体健康，还可以理解为随着我国人民平均收入的不断提高，已经可以承受更加频繁地替换纸尿裤的消费成本。

单片价格的提升导致纸尿裤提价的因素比较多，大概归纳为：首先近年来纸尿裤的原材料采购价格、生产人员工资等结构性成本在上升；其次是企业创新过程中的成本也需要提高销售价格来消化（如我国卫生用品企业在纸尿裤的专利发明方面的投入也需要投资）；再次，由于市场监督管理力度加大、产品检测的内容增加及产品检测标准的提高，也会导致纸尿裤生产成本增加，成为价格提升的因素（如增加对荧光剂含量、甲醛含量、二噁英含量的检测，企业就需要在现有国标规定的检测项目之外，增加送检用品的数量和检测内容）。

据有关调查数据显示，目前我国通过工商注册的纸尿裤生产企业有一百多家，品牌数量超过 200 个（部分企业拥有 2 个以上的品牌）。然而一个不容忽视的现实是，在纸尿裤市场中，大多数的知名品牌是外资品牌（或合资品牌）。我国本土的纸尿裤品牌为了获取更大的品牌知名度，一方面是加大产品技术创新，一方面在市场宣传方面也在不断加大投入，这也是造成单片价格上升的因素。

第三节　消费需求推动卫生用品市场扩展

消费需求是推动产品技术进步、市场发展导向的根本要素。

2018 年 3 月，中国商务部发布数据，2017 年中国恩格尔系数为 29.3%，比 2016 年下降 0.8 个百分点，这也是中国恩格尔系数首次处在低于 30% 的水平。专家认为，恩格尔系数的下降，表明中国人的生活水平在提高，相应地，也反映出中国居民的消费能力也在提高。

随着我国人民消费能力的增长，伴随而来的就是追求生活品质的不断提升，人们对各种消费品的消费需求也在不断改变之中，由此推动产品技术创新不断发展来适应市场需求，纸尿裤这种一次性消费品同样也是如此。

在 GB 15979—2002《一次性使用卫生用品卫生标准》中列举了一些在日常生活中人们经常使用的一次性卫生产品，如就餐时使用的薄手套、平时用来擦拭的纸巾或湿巾、出门时带的口罩、婴儿或卧床的成年人使用的纸尿裤等，都属于这种一次性卫生用品（以下简称"卫生用品"）。

所谓卫生用品是指按照一定的产品卫生指标生产、用于人们日常生活卫生防护及清洁个人卫生的产品。可以把卫生用品划分为擦拭用卫生用品（如纸巾、湿巾、卫生湿巾等）、隔离用卫生用品（如一次性手套、指套、电话膜、口罩、帽子、鞋套等）、护理用卫生用品（如纸尿裤、尿布、妇女经期使用的卫生巾、卫生护垫等）、保护用卫生用品（如避孕套等）或不同年龄段卫生用品（如成人纸尿裤、婴儿纸尿裤、婴儿湿巾等）等类别（见表1-1）。

GB 15979—2002《一次性使用卫生用品卫生标准》、GB/T 28004—2011《纸尿裤（片、垫）》、GB/T 33280—2016《纸尿裤规格与尺寸》对常用的一次性卫生用品类型进行了归纳。

表 1-1　一次性卫生用品类别参考

划分方式		包含	备注
按使用用途划分	擦拭用卫生用品	如纸巾、湿巾、卫生湿巾	
	隔离用卫生用品	如一次性手套、指套、电话膜、口罩、帽子、鞋套等	

表 1-1（续）

划分方式		包含	备注
按使用用途划分	护理用卫生用品	如纸尿裤、尿布、妇女经期使用的卫生巾、卫生护垫等排泄物卫生用品等	
	保护用卫生用品	如避孕套等	
按不同年龄段划分		如成人纸尿裤、婴儿纸尿裤、婴儿湿巾等	
按产品结构划分		纸尿裤、纸尿片、纸尿垫（护理垫）等	根据 GB/T 28004—2011《纸尿裤规格与尺寸》
按产品规格划分		纸尿裤、纸尿片可分为小号（S型）、中号（M型）、大号（L型）等不同型号	
按消毒级别划分		普通级、消毒级、医护级（注：医护级为 T/NAHIEM 001—2017 和 T/NAHIEM 002—2017 提出）等	根据 GB 15979—2002《一次性使用卫生用品卫生标准》和 T/NAHIEM 001—2017、T/NAHIEM 002—2017

　　这些一次性卫生用品的最大特点，是在使用过程中要直接或间接地与人体的皮肤、黏膜或其他身体部位接触甚至是比较持久地接触，如卫生巾、纸尿裤等要与人体的阴部皮肤长久接触，一般情况短则几十分钟、长则可能是几个小时，这就为致病微生物进入人体提供了可能性。为了防止病菌、真菌等致病微生物通过一次性卫生用品进入人体、产生危害，就必须在生产过程中进行灭菌、消毒，并且在贮存、销售及消费者使用前设法保持其灭菌、消毒的状态，以保证使用者的卫生安全。因此，与这些卫生用品相关的标准（包

括产品标准、检测标准、认证标准等）中应当包含涉及卫生安全的相关指标及要求，而且这些技术指标必须得到可靠保证。

第四节　纸尿裤等卫生用品质量受到社会普遍关注

卫生用品产品质量直接关系到老百姓的身体健康，我国政府高度关注纸尿裤等卫生用品的卫生安全问题，国家有关部门为此专门制定了诸如 GB 15979《一次性使用卫生用品卫生标准》、GB/T 28004《纸尿裤（片、垫）》等相关的产品卫生安全质量标准，卫生用品的生产者、销售者则必须遵循相关标准的要求，生产或销售符合标准要求的卫生用品。但是，依然会有不合格的卫生用品出现在市场上，这方面的"新闻"屡见不鲜，如：

2017 年 2 月，新浪网报道，某知名品牌纸尿裤被检测出含强致癌物二噁英。

2017 年 5 月，网易新闻披露，在 11 种婴儿用品（如婴儿纸尿裤）中被检测出含有可迁移性荧光增白剂。

同样，也有进口纸尿裤等卫生用品被发现有质量问题。

这些卫生用品的产品质量问题被曝光后，引起了媒体和消费者对纸尿裤相关标准的关注。媒体和消费者发现在相关的现行标准中，只是对纸尿裤的尺寸、吸收性能、微生物指标等作出了规定，但对以上被媒体披露、引起消费者重点关注的卫生用品中的荧光剂含量、甲醛含量等，未作出规定。这就成为生产厂家未对这些影响因素进行识别、管控的原因之一。

人的生命安全与健康保障是最宝贵的，与健康安全相关的事情是每个人最为关注的大事。这些不合格卫生用品出现卫生安全问题，从而引起社会舆论的高度关注就毫不令人惊讶。正是由于这种原因，让广大消费者呼吁，希望能够有更高标准要求、更加安全的卫生用品来供其选择。

通过以上调查结果（见图 1-5）可以看出，随着我国步入小康社会，人们追求健康生活、对健康的关注度越来越高，于是，对纸尿裤产品的质量观念也在随之提升。人们关注的焦点不再仅仅是吸收和干爽这类舒适性问题，同时也在重点关注产品质量、产品卫生性和产品安全性等方面，纸尿裤等卫生用品的质量不仅是消费者个体关注的问题，而是成为社会性问题了。特别是在一些追求高品质健康生活的人群中，希望获得高于普通标准的卫生用品的呼声很高。

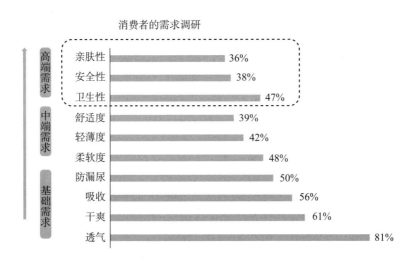

图 1-5　北上广深等近 8000 名消费者市场需求调研结果

数据来源：上海康程医院管理咨询有限公司

对于消费者而言，绝大多数的消费者仅仅是从如何保证自己购买到的纸尿裤是"合格产品"这个角度来思考问题的，而对于纸尿裤的生产企业、销售企业（综合性超市、女性用品专用店等，包括网购平台）来说，如果要想为消费者提供更高质量标准的纸尿裤等卫生用品，一方面需要进一步加强企业员工的质量意识，让企业质量管理体系能够更加有效地运行发挥作用；另一方面则应从纸尿裤的原材料选择开始，对纸尿裤的生产过程、生产工艺等产品制造过程采取一系列更加严格的质量管理措施。因此，如果想为广大消费者提供符合医护级标准要求的卫生用品，需要从原材料采购开始，对产品的原材料、生产工艺（包括生产设备）、检测、包装以至仓储及运输条件都予以更加严格地控制，最终形成一个完整的纸尿裤产品质量控制链，才能保证纸尿裤产品的质量良好。

第二章
制定医护级纸尿裤标准的意义

第一节　健康中国需要更多更好的卫生用品

　　党的十八大以来，我国开启中国特色社会主义新时代，党和国家事业取得全方位、开创性成就，发生深层次、根本性变革。党的十九大指出，党和国家事业发生历史性变革的重要体现，就是社会主要矛盾转化为人民日益增长的美好生活需要和不平衡不充分的发展之间的矛盾。我国社会主要矛盾的变化，从根本上决定了必须以供给侧结构性改革为主线建设现代化经济体系。优化产品结构、提升产品质量是供给侧结构性改革的重要内容；提出医护级卫生用品标准，可以帮助企业全面提升产品品质，优化产品性能。从供给侧为消费者提供高标准卫生用品，不仅丰富了我国卫生用品市场，还可以让我国人民群众享受到更加美好的生活。

　　制定标准的前提是产品或服务需要在一定范围内具有"共同使用"特征和"重复使用"特征，也就是说只要具备这两个基本特征的产品或服务，就可以考虑通过标准的形式来进行约束、予以规范，而那些由工艺大师手工制作的工艺品、书法或画作等，显然是不能通过制定标准的形式来进行规范，而工业产品的生产及市场服务，则必然需要通过标准的形式予以规范。由于纸尿裤等卫生用品的工业化生产程度高、市场消费量极大，通过标准对纸尿裤的产品质量等一次性卫生用品进行规范与约束，实属必然。

该如何看待一次性卫生用品产品的标准？通常可以把标准GB 15979—2002《一次性使用卫生用品卫生标准》看作是一次性卫生用品进入市场的"许可证"，是一次性卫生用品进入市场、面对消费者的"门槛"，凡是不能达到如GB 15979—2002《一次性使用卫生用品卫生标准》相关标准要求的一次性卫生用品，毫无疑问是不合格产品，要坚决地拒绝在市场大门以外，这是对消费者的负责。

随着生活水平的提高，人们对生活品质的要求越来越高，消费者对纸尿裤等产品品质的追求越来越严苛。为适应消费者高端化需求，以及国外品牌的冲击，多家国内知名卫生用品企业面临不断升级，不断创新，快速提升产品整体水平，从低价竞争转向品质竞争、品牌竞争和附加值竞争的现状。在这种情况下，仅仅依靠GB 15979—2002《一次性使用卫生用品卫生标准》等标准来规范市场，明显是难以胜任的，制定与实施一些指标高于国家标准的标准（行业标准、团体标准或企业标准）就成为"可选项"。

首先，纸尿裤等一次性卫生用品的产品质量应当满足GB 15979等标准的要求；其次，应当满足部分指标高于国家标准的相关标准（如医护级婴幼儿纸尿裤团体标准或医护级成人纸尿裤团体标准）的要求；最后，为了保证纸尿裤产品质量满足消费者需求，一些卫生巾、纸尿裤的生产企业还会制定比国家标准有更高要求的标准如企业标准。由此构建成一次性卫生用品产品质量的"台阶"，卫生巾、纸尿裤的产品质量就有比较全面的保证（见图2-1）。

2016年10月25日，中共中央 国务院印发了《"健康中国2030"规划纲要》，提出："健康是促进人的全面发展的必然要求，是经济社会发展的基础条件。实现国民健康长寿，是国家富强、民族振兴的重要标志，也是全国各族人民的共同愿望。推进健康中国建设，是全面建成小康社会、基本实现社会主义现代化的重要基础，是全面提升中华民族健康素质、实现人民健康与经济社会协调发展的国家战略，是

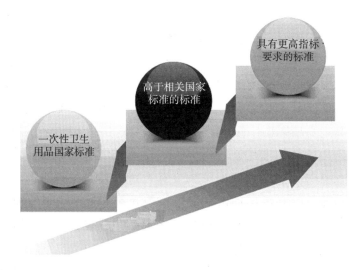

图 2-1 一次性卫生用品标准的"台阶"示意图

积极参与全球健康治理、履行 2030 年可持续发展议程国际承诺的重大举措。"在这种背景下，卫生用品行业顺应时势提出编制与实施相关团体标准就成为必然（见图 2-2）。

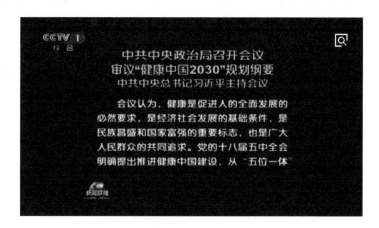

图 2-2 《新闻联播》播发"健康中国 2030"规划纲要新闻

国务院 2012 年 12 月 1 日印发的《服务业发展"十二五"规划》中明确指出，"要积极促进健康检测、卫生保健、康复护理等健康服务业发展。加强健康管理教育与培训，鼓励技术产品研发，制定标准与规范，加快健康体检行业的规模化与产业化进程。"

2016 年 8 月 19 日至 20 日，全国卫生与健康大会在京召开，国家主席习近平强调，没有全民健康，就没有全面小康。要坚定不移贯彻预防为主方针，坚持防治结合、联防联控、群防群控，努力为人民群众提供全生命周期的卫生与健康服务。要重视重点人群健康，保障妇幼健康，要倡导健康文明的生活方式，树立大卫生、大健康的观念，把以治病为中心转变为以人民健康为中心，提升全民健康素养，推动全民健身和全民健康深度融合。

2018 年全国两会期间，国家主席习近平指出：要"推动经济高质量发展"，其中实现供给侧改革就是推动经济高质量发展的重要举措之一。实现"健康中国"发展战略，对卫生用品供给侧进行创新改进，卫生用品行业需要为广大消费者提供质量标准更严格、产品质量更好、产品功能更完美的卫生用品，以充分满足国民消费需求。

在"中国发展高层论坛 2018 年会"上，与会嘉宾达成一个普遍共识是，中国正在推进的高质量发展，就是要从"重视数量"转向"提升质量"，从"规模扩张"转向"结构升级"，从"要素驱动"转向"创新驱动"。这对我国的卫生用品行业来说，也同样是必然选择，以实现从产品自信到品牌自信、再到文化自信的变迁。

科技创新是提高社会生产力和综合国力的战略支撑。习近平总书记在十九大报告中宣布中国特色社会主义进入了新时代。习近平总书记在论述"深化供给侧结构性改革"时指出："我国建设现代化经济体系，必须把发展经济的着力点放在实体经济上，把提高供给体系质量作为主攻方向，显著增强我国经济质量优势。加快建设制造强国，加快发展先进制造业"。

2017年1月，国务院印发的《"十三五"推进基本公共服务均等化规划》中指出："标准体系全面建立。国家基本公共服务清单基本建立，标准体系更加明确并实现动态调整，各领域建设类、管理类、服务类标准基本完善并有效实施。"

《"健康中国2030"规划纲要》明确指出，要"健全健康领域标准规范和指南体系。完善健康中国建设推进协调机制，统筹协调推进健康中国建设全局性工作"。社会组织、每位中国公民都有义务积极参与健全国家基本公共服务制度、完善服务项目和基本标准工作，努力提升人民群众的获得感、公平感、安全感和幸福感，实现全体人民共同迈入全面小康社会的社会主义新时代。由此可见，制定新的卫生用品质量标准，不仅可以完善与补充我国的卫生用品标准体系、实现纸尿裤等卫生用品质量的进一步提高，同时也是卫生用品行业贯彻"健康中国"战略、积极参与大健康产业的具体行动。

第二节　医护级卫生用品概念应时而生

《"健康中国2030"规划纲要》提出：要"健全健康领域标准规范和指南体系。"

标准是指农业、工业、服务业以及社会事业等领域需要统一的技术要求；而标准化是指为了在一定范围内获得最佳秩序，对现实问题或潜在问题制定共同使用和重复使用的条款的活动。标准化体现了一个国家的技术实力及创新能力，我国国力的逐渐增强，也必然体现在标准化领域发展中。通过制定与实施标准的方式，引导相关企业产品升级、实现市场良性竞争，促使市场良性发展，提高相关品牌市场影响力的有效方式，也体现了企业技术创新能力，与国务院提出的"建立实施企业标准领跑者制度。培育标准创新型企业"的政策完全契合（《贯彻实施〈深化标准化工作改革方案〉重点任务分工（2017—2018 年)》）。

在 2017 年 11 月 4 日的第十二届全国人大常委会第三十次会议上，对我国标准化法进行了修订。修订后发布实施的标准化法把我国的标准体系划分为"国家标准、行业标准、地方标准和团体标准、企业标准（标准化法第二条)。"

新修订的《中华人民共和国标准化法》第二十条规定："国家支持在重要行业、战略性新兴产业、关键共性技术等领域利用自主创新技术制定团体标准、企业标准。"在标准化法第二十一条中则明确要求："推荐性国家标准、行业标准、地方标准、团体标准、企业标准的技术要求不得低于国家强制性标准的相关技术要求；国家鼓励社会团体、企业制定高于推荐性标准相关技术要求的团体标准、企业标准。"

团体标准指由协会、学会、商会、联合会等社会组织和产业技术联盟协调相关市场主体共同制定的标准。根据国务院《深化标准和工作改革方案》（国发〔2015〕13 号）要求，原国家质量监督检验检疫总局、国家标准化委员会发布了《质检总局　国家标准委关于印发〈关于培育和发展团体标准的指导意见〉的通知》（国质检标联〔2016〕109 号）（见图 2-3、图 2-4）明确了团体标准在我国标准体系中的合法地位。

在国际上，以团体标准（学会/协会标准）的形式对相关范围内的生产、销售、检测等活动予以约束已经很普遍，如美国、英国、德国、日本及俄罗斯等国家，都是开展团体标准活动比较早的国家。

国外标准体系构成的特点，是以自愿性社会团体标准为主体，如在美国，目前已经具有行业影响力的社会团体就有美国航天工业协会（发布标准约 3000 项）、美国公路与运输员协会（发布标准约

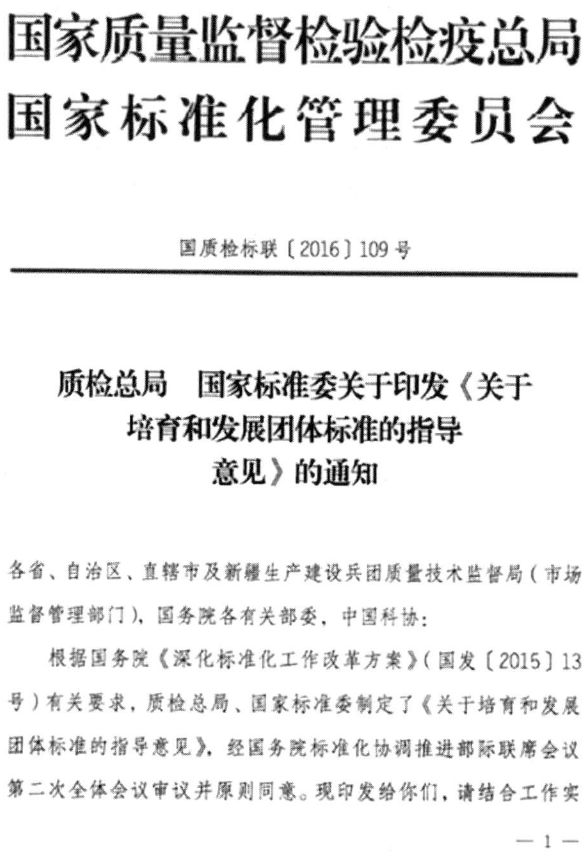

国家质量监督检验检疫总局
国家标准化管理委员会

国质检标联〔2016〕109号

质检总局 国家标准委关于印发《关于培育和发展团体标准的指导意见》的通知

各省、自治区、直辖市及新疆生产建设兵团质量技术监督局（市场监督管理部门），国务院各有关部委，中国科协：

根据国务院《深化标准化工作改革方案》（国发〔2015〕13号）有关要求，质检总局、国家标准委制定了《关于培育和发展团体标准的指导意见》，经国务院标准化协调推进部际联席会议第二次全体会议审议并原则同意。现印发给你们，请结合工作实

— 1 —

图2-3 我国有关部门颁布的培育发展团体标准的文件

1100项）、美国政府工业卫生学家协会（发布标准约750项）、美国国家标准协会（发布标准约1500项）、美国石油协会（发布标准约500项）、化妆品协会（发布标准约800项）、美国电子工业协会（发布标准约1300项）、保险商实验室（发布标准约780项）、美国药典委员会（发布标准约5000项）等。

全面提升卫生用品质量，离不开标准化工作的支持，制定和实施技术指标更加全面、比现行国家标准规定的要求更高的标准，是

国务院办公厅关于印发
贯彻实施《深化标准化工作改革方案》
重点任务分工（2017—2018年）的通知

国办发〔2017〕27号

各省、自治区、直辖市人民政府，国务院各部委、各直属机构：

《贯彻实施〈深化标准化工作改革方案〉重点任务分工
（2017—2018年）》已经国务院同意，现印发给你们，请认真
贯彻实施。

国务院办公厅

2017年3月21日

（此件公开发布）

贯彻实施《深化标准化工作改革方案》
重点任务分工（2017—2018年）

为贯彻实施《国务院关于印发深化标准化工作改革方案的通
知》（国发〔2015〕13号），协同有序推进标准化工作改革，
确保第二阶段（2017—2018年）各项重点任务落到实处，现提
出如下分工。

一、基本建立统一的强制性国家标准体系。 根据强制性标
准整合精简结论，对拟废止的强制性标准公告废止；对拟转化
为推荐性标准的强制性标准公告转化，使其不再具有强制执行
效力，尽快完成文本修改；对拟整合或修订的强制性标准，分
批提出修订项目计划，推进整合修订工作。制定《强制性国家
标准管理办法》，完善强制性标准

图2-4 国务院有关鼓励制定团体标准的文件

保证纸尿裤等一次性卫生用品产品质量稳定的基础。为充分满足消
费者追求美好生活的愿望，纸尿裤行业顺应时势提出编制与实施更
高指标的纸尿裤标准就成为必然。

为充分满足消费者追求美好生活的愿望，针对纸尿裤的市场消

费需求、实现纸尿裤、卫生巾等一次性卫生用品的产品升级，由中卫安（北京）认证中心（见图2-5）、杭州可靠护理用品股份有限公司、湖南康程护理用品有限公司、重庆百亚卫生用品股份有限公司等单位发起，经全国卫生产业企业管理协会批准，启动了医护级卫生用品团体系列标准的编制、起草工作；在起草单位和专家的共同努力下，2017年10月，《医护级婴幼儿纸尿裤（片）》团体标准、《医护级成人纸尿裤（片、垫）》团体标准公开发布。

本次会议的主题是"标准助推创新发展、认证传递社会信任"。由中卫安（北京）认证中心主任郑浩彬致词。全国卫生产业企业管理协会会长窦照宣读"关于成立全国卫生产业企业管理协会标准与认证专业委员会的批复决定"，并为标准与认证专业委员会颁发牌匾。

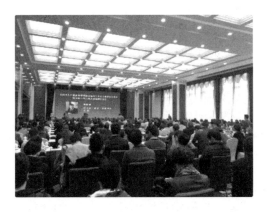

会议选举产生了第一届全国卫生产业企业管理协会标准与认证专业委员会组成机构和人员。国家疾病预防控制中心原主任王宇当选为主任委员；中卫安（北京）认证中心主任郑浩彬为副主任委员兼秘书长。会议选举中卫安（北京）认证中心与福建恒安集团有限公司为理事长单位，湖南康程护理用品有限公司、重庆百亚卫生用品股份有限公司、杭州可靠护理用品股份有限公司等为副理事长单位。

图2-5　有关卫生用品行业标准化工作的网络报道

　　纸尿裤是提供给对排尿有特别要求的人使用的，如卧床行动不便不能自己如厕的老年人或病人及还不会自己如厕的婴幼儿，都需要使用纸尿裤。在医护级纸尿裤标准、医护级卫生巾标准出现之前，卫生用品仅分为消毒级和普通级，而医护级卫生用品标准的相关指标，不仅高于普通级，而且高于消毒级，并增加了国家标准所没有规定的荧光剂含量、甲醛含量、增塑剂等相关指标，还对国家标准中部分指标进行了优化，全面提升了医护级纸尿裤标准的实用性。

医护级卫生用品标准的起草单位，一方面积极组织人员参加标准草稿的起草与修改，同时也把提高指标的标准条款落实在产品生产的各个环节中，企业不仅提出了医护级纸尿裤标准的生产、检测的方式方法，还由此提高了自身的产品质量管理水平。

医护级纸尿裤标准的发布与实施，是卫生用品行业落实习近平同志在十九大报告中提出的深化供给侧结构性改革、把提高供给体系质量作为主攻方向，显著增强我国经济质量优势的实际行动。由此可见，医护级卫生用品标准的出现不是偶然的，而是在全社会健康生活理念推动下的产物，不但更加丰富了我国卫生用品市场、为追求更好卫生用品的消费者提供了更多选择，而且促进了相关企业产品质量管理能力的全面提高。

据不完全统计，目前我国共有纸尿裤品牌1200个甚至更多。据网上公开的数据，我国纸尿裤市场规模一直处于持续发展中，而随着我国"二孩"政策的实施以及养老行业发展，纸尿裤产业保持可观的增长趋势是得到卫生用品行业共识的。

中卫安（北京）认证中心为顺应相关卫生用品生产企业、销售部门满足广大消费者要求制定与实施新的卫生用品标准的呼声，组织部分卫生产品生产企业对消费数量比较大、市场关注度比较高的纸尿裤、卫生巾等卫生用品提出编制医护级标准的申请，在2017年7月获得全国卫生产业企业管理协会的批准（见图2-6）。

中卫安（北京）认证中心

中卫安（技）字【2017】第 30 号

关于上报医护级卫生产品团体标准的函

全国卫生产业企业管理协会：

针对一次性卫生用品行业现状以及人们生活水平的提高，消费者特别对涉及卫生安全的婴幼儿纸尿裤、成人纸尿裤、卫生巾等产品品质的要求越来越高。而我国现有的 GB 15979-2002《一次性使用卫生用品卫生标准》指标较低，同时由于国外品牌的冲击，促使国内一次性卫生用品生产企业，要不断升级、创新；摆脱低价竞争，转向品质和附加值的竞争。因此，制定代表中国一次性卫生用品高质量的"医护级卫生产品团体标准"势在必行，该团体标准的制定对规范行业竞争，促进行业良性可持续发展，提高一次性卫生用品的卫生安全和质量水平能够起到非常大的作用。

我中心按照《全国卫生产业企业管理协会团体标准管理办法》的要求，提出并牵头起草的"医护级卫生产品团体标准"系列标准《医护级成人纸尿裤（片、垫）》、《医护级卫生巾（含卫生护垫）》《医护级婴幼儿纸尿裤（片）》，经过多次讨论与修改，已完成标准的编写，通过网络评审和会议评审的方式，征求意见和专家审定，现报贵会批准、发布。

中卫安（北京）认证中心
2017 年 07 月 17 日

图 2-6　中卫安（北京）认证中心申请发布医护级卫生用品团体标准的文件

在卫生产品团体标准编制启动会上，各界与会代表对"采用什么样的概念才能体现出，按普通标准生产与销售的同类型卫生用品与按团体标准生产的差别""如何能够体现出团体标准的特点"进行了热烈讨论，提出了是否可以采用"医用级""特护级"卫生用品概念等方案；最终一致认为，采用"医护级"卫生用品概念，不仅可以与普通的卫生用品有显著区分，而且突出了"医、护"两方面的特点、衔接"医、护"行业需求，能够更加体现出团体标准的特点，一致同意把新的卫生用品标准定为"医护级卫生用品系列标准"，把首批团体标准分别命名为"医护级纸尿裤标准"（把"医护级纸尿裤"标准按照不同年龄段使用者拆分为"医护级成人纸尿裤标准"及"医护级婴儿纸尿裤标准"两个标准）和"医护级卫生巾标准"。

团体标准在"术语"中，专门给出了"医护级"卫生用品的定义："指产品的卫生安全指标和其他特性高于普通级和消毒级。"而"普通级"卫生用品和"消毒级"卫生用品的概念是在 GB 15979—2002 一次性使用卫生用品卫生标准提出的。

在"普通级"和"消毒级"卫生用品的卫生等级系列中，增加了"医护级"卫生用品，不光增加了卫生用品的等级，增加了纸尿裤的产品分类与规格，也为消费者的在选择相关卫生用品时增加了一条新途径。

医护级纸尿裤团体标准的发布与实施，不仅为起草单位全面提高产品质量提供了依据，而且对愿意自愿采用医护级纸尿裤团体标准的单位（包括纸尿裤生产企业、销售部门、产品质量检测机构等）以及广大消费者，都提供了可以参照的标准，其深远意义目前是难以做出准确评价的。

医护级婴幼儿纸尿裤团体标准、医护级成人纸尿裤团体标准、医护级卫生巾（含卫生护垫）团体标准、医护级一次性卫生用品认证标准等相关一次性卫生用品标准的使用对象可包括：

1. 卫生用品相关企业

医护级纸尿裤团体标准从纸尿裤产品原材料质量要求、产品的质量特性、产品的生产加工过程、生产环境、人员卫生管理等方面作出了详细规定。

医护级纸尿裤团体标准明确规定，不得使用再生原材料制作医护级纸尿裤。

产品质量方面，提升了纸尿裤产品的吸水倍率和渗入量，增加了对重金属（如消费者长期使用含有高含量重金属的产品，可能导致重金属被吸收入人体内，由于人体对重金属的代谢较慢，可能会造成人的慢性中毒。其原因是纸尿裤的主要原材料绒毛浆、高吸水性树脂、无尘纸等，多来自天然植物，植物在生长过程中会吸收重金属造成重金属富集，其次，在纸尿裤的原材料生产过程中也可能会受到铅等重金属污染）、可迁移性荧光增白剂（目前荧光增白剂广泛应用在纺织、造纸、塑料等生产过程中，虽然对荧光增白剂的毒性尚无权威性数据，但为了保障消费者安全，医护级纸尿裤团体标准规定在原材料中不应检出迁移性荧光物质）、甲醛（甲醛被世界卫生组织确认为致癌和致畸形物质，纸尿裤中甲醛主要来源于热熔胶中的游离甲醛、印刷油墨等，根据医护级纸尿裤团体标准的要求，也应对纸尿裤原材料中的甲醛含量进行严格控制）、增塑剂（DBP、BBP、DEHP，为满足纸尿裤制作的工艺特性，通常会在原材料生产过程中加入增塑剂等达到改性要求，如热熔胶加入增塑剂和软化剂增加热熔胶的初黏性）总含量的要求。

从产品基本性能以及卫生安全指标方面提升了纸尿裤产品的质量要求。为保证纸尿裤的卫生安全指标符合医护级纸尿裤团体标准的要求，医护级纸尿裤的生产企业应对原料进入生产区制定防污染措施和严格的操作规程，减少生产环境微生物污染，如在生产区内应配置防尘、防虫、防鼠、空气消毒或净化等设施设备；生产环境特别是工作台面应便于除尘与清洗消毒；对位于生产现场的人员，列出了健康、个人卫生等方面的要求。

对纸尿裤产品外包装材料的卫生安全质量有明确的规定，可参见医护级纸尿裤团体标准的相关条款内容。

因此，医护级纸尿裤团体标准可以作为我国纸尿裤生产企业进行纸尿裤性能设计、原材料采购管理、产品质量控制体系运行、市场销售推广的重要依据。

2. 卫生用品监管部门

由于纸尿裤产品的原材料易于获得、生产工艺简单、市场需求量大、投资者容易快速回收投资，导致社会资金大量进入纸尿裤生产行业，造成纸尿裤生产企业规模不一，产品质量良莠不齐。因此，以标准的形式对纸尿裤产品设置市场"门槛"是十分必要的，这就是为什么 GB 15979—2002 是强制性国家标准的原因，而GB 15979—2002 也是我国卫生用品市场监管部门对纸尿裤产品质量进行监督检查的基本依据之一。

GB/T 28004—2011《纸尿裤（片、垫）》规定了纸尿裤产品的基本指标要求，目前，仍然存在一些影响全面评价纸尿裤安全的问题，如现有标准规定的"无异味、无毒害"等质量控制项目既无明确技术指标也未规定相关测试方法，难以精确表述与实施控制；现有标准中规定的安全卫生质量相关项目主要是纸尿裤中的微生物指标、pH 值含量、需进行毒理学试验等，仅将上述几个项目作为评价纸尿裤的安全质量显然不足。

GB 15979—2002 虽然对一次性使用卫生用品的产品和生产环境卫生标准、消毒效果生物监测评价标准和相应检验方法及原材料与产品生产、消毒、贮存、运输过程卫生要求和产品标识要求等作出了规定，但在实际应用时仍然存在随机性。

如卫生监督机构在对纸尿裤进行监督抽检时，使用最多的是产品卫生指标中的细菌菌落总数和真菌菌落总数，以及生产环境卫生指标中的细菌菌落总数，其余项目如产品的毒性、稳定性指标则较少进行。主要原因一是卫生监督机构从监督的目的、效率和执法成本出发，结合产品特性，有重点地选择在卫生学上有代表性的、检测时间较短、费用不太昂贵的关键指标进行抽检；二是很多的区县级卫生监督机构受到当地检验能力的限制，无法开展诸如杀/抑菌性能、毒性、稳定性等项目检测。

在纸尿裤的生产过程管理中，企业会更多地在关注微生物指标，往往忽略杀/抑菌性能、毒性、稳定性等指标。由于目前现有国家标准中并未规定企业必须对产品进行全项目检测，从而造成了纸尿裤等卫生用品质量控制上的一个"盲点"。因此，需要采取制定和实施相关标准的积极措施来打破这个"瓶颈"。

由于医护级纸尿裤团体标准规定的技术指标比较明确，因此可以作为纸尿裤质量监管部门对纸尿裤产品进行技术监督的依据标准，有利于相关部门开展医护级纸尿裤产品质量或安全监管活动。

3. 其他关注卫生用品质量和安全的组织和人员

医护级纸尿裤团体标准专门设置了有关可迁移性荧光增白剂、环氧乙烷残留、重金属、甲醛等广大消费者比较关心的质量安全指标。《中华人民共和国产品质量法》中对产品外包装的标识及相关内容作出了明确规定，GB/T 28004—2011《纸尿裤（片、垫）》及 GB 15979—2002《一次性使用卫生用品卫生标准》中也规定了纸尿裤产品的外包装上必须标明执行的标准，因此，医护级纸尿裤团体标准可以作为消费者购买纸尿裤产品参考依据。

而对于消费者权益保护组织的消费者协会来说，医护级纸尿裤团体标准的实施也为其协助消费者维权提供了可靠依据，可以按医护级纸尿裤标准来对市场上的纸尿裤产品质量进行有效监督。

4. 第三方认证机构

通过第三方认证机构对卫生用品质量进行检查、监督，是目前国际通行的质量管理方式，对卫生用品实行第三方认证，不仅可以有效促进接受认证的企业提高产品质量管理水平，而且可以实现卫生用品产品质量的社会化监督，让消费者更加放心。

2017 年，中卫安（北京）认证中心与医疗卫生领域、生活用纸及纸制品行业内权威专家、知名企业一起联合推出"医护级卫生产品认证"，以助力推广《医护级一次性使用卫生用品》系列团体标准，为提升卫生用品质量、塑造国内企业品牌形象，对中国卫生安全事业的发展，构建和谐社会，提高人民生活质量起到了积极的作用。

中卫安（北京）认证中心是由国家卫生健康委（原国家卫生计生委）支持、医药卫生科技发展研究中心倡导发起，经国家认证认可监督管理委员会批准的专门从事卫生产品安全认证、服务认证和相关科研工作的第三方专业认证机构。

中心自成立以来，始终将卫生安全认证工作作为认证的核心，通过自身的努力和学习借鉴国内外先进的经验和理念，形成了行之有效的工作机制和认证工作流程；同时借助产品认证和服务认证的有效实施，开展多项认证基础及标准研究，提高认证技术含量；积极与国内外认证机构进行交流，参与国际卫生领域相关活动，与国内外知名机构建立了合作伙伴关系，极大地提升了在卫生安全认证领域和服务认证领域的影响力。

第三章
纸尿裤的基本结构与基本生产工艺

按照不同年龄段使用者把纸尿裤划分为婴儿纸尿裤和成人纸尿裤两种类型，其中成人纸尿裤的主要为中重度失禁人群、瘫痪卧床病人、产褥期恶露、外出无法如厕人士等。由于纸尿裤使用人群有其特殊性，因此纸尿裤卫生、安全、性能将直接影响使用者的健康和使用效果。

纸尿裤的使用群体，包括了尿失禁人群和健康人群两大部分。

尿失禁人群：由于人体机能不健全或由于某种原因导致丧失可自主控制尿排泄功能的人（人体机能不健全如不会自己控制尿排泄功能的婴幼儿；由于某种原因如受伤或病情严重卧床不起、智力障碍等等导致丧失可自主控制尿排泄功能）的群体，这个群体使用纸尿裤的特点是需要别人来帮助使用者穿戴纸尿裤。

GB/T 28004—2011《纸尿裤（片、垫）》中专门指出："不适于成人轻度失禁用产品"，其潜在含义是纸尿裤属于"失禁"用品。

健康人群：在必要情况下，健康人也是纸尿裤的使用者，如有些长途汽车司机、航天员等不能够随时如厕的人，毫无疑问，这些人是可以自己穿戴纸尿裤的。

现在的纸尿裤不是由个人根据自己兴趣爱好制作的"手工艺品"，而是工业化产品，因此纸尿裤的结构应适于使用机械设备进行规模化生产，纸尿裤应按照一定的生产工艺流程进行制造、检测、包装、运输与贮存。要想保证纸尿裤的卫生安全，实现纸尿裤生产过程的标准化控制是必然的。

　　本章主要对成人纸尿裤的类别、基本结构与基本生产工艺过程进行介绍。婴幼儿纸尿裤基本结构、生产工艺与成人纸尿裤基本相仿，不再单独介绍。

第一节　成人纸尿裤（片、垫）类型产品的分类

　　成人纸尿裤（片、垫）系列产品可以分三类：成人纸尿裤、成人纸尿片及成人纸尿垫（护理垫）。

　　成人纸尿裤（片、垫）是一次性使用的尿失禁用品，主要是失禁成人使用的一种抛弃式的尿裤。成人纸尿裤又分为腰贴型和裤型纸尿裤（拉拉裤），多数产品购买时为片状，穿好后为短裤型。腰贴型纸尿裤利用胶粘片将纸尿裤连接成一条短裤。胶粘片同时有调整裤腰尺寸的作用，以便适合不同的胖瘦体形。裤型成人纸尿裤也叫成人拉拉裤，成人拉拉裤的样式与三角内裤类似，穿戴后，可以贴身，吸水力强，穿着十分方便稳固，对社交活动甚至体育运动都几乎没有影响。

　　成人纸尿片与纸尿裤相比，尿片没有腰胯部分，而是需要使用松紧带、网裤固定或黏贴在内裤上或搭配成人纸尿裤作为内置芯使用。其特点是更换方便、性价比高。

　　成人纸尿垫（护理垫）是一种由 PE 膜、无纺布、绒毛浆、高分子等材质制成的一次性卫生用品，主要用于医院手术、妇科检查、产妇护理、幼儿看护、瘫痪病人大小便失禁、妇女经期时候使用。护理垫根据用途的不同，名称也不同。用于婴幼儿使用的护理垫被称为是隔尿垫；用于产妇护理的护理垫被称为是产褥垫、产妇垫；用于妇女经期使用的护理垫被称为是经期小床垫。

第二节　成人纸尿裤（片、垫）的基本结构

1. 成人纸尿裤的基本结构

要想深入了解医护级成人纸尿裤标准的相关内容，有必要对纸尿裤的结构特点有所了解（见图 3-1）。

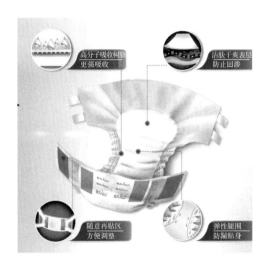

图 3-1　成人纸尿裤基本结构示意图

成人纸尿裤是工业化生产过程的产物，为承担纸尿裤的功能，纸尿裤至少要满足以下使用要求：

a. 纸尿裤要能够及时吸收人体排出的尿液，这一点决定了使用者更换纸尿裤频率，是纸尿裤的基本功能之一。

b. 在使用纸尿裤的过程中，如果已经被吸收的体液（尿液）由于受到挤压、振动或重力作用再次渗出，会给使用者带来无穷

的烦恼。因此，纸尿裤需要保证使用者在正常使用过程中，不会出现渗漏现象，即防渗性能也是纸尿裤的基本功能之一。

c. 由于纸尿裤是接触人体的隐私部位的，如果制成材料不柔软，也会让使用者感到难受，所以，舒适性也是消费者衡量纸尿裤品质的重要条件。

d. 尿液里面含有尿酸、蛋白质等物质，还可能会吸附细菌、真菌等微生物，这些微生物在适合的环境条件下，会快速生长，而使用纸尿裤的条件，正好可以满足微生物生长的条件。因此，纸尿裤也可能成为微生物的"培养基"，为了防止微生物对纸尿裤使用者产生的不利影响，纸尿裤生产企业往往会采取一定的抗菌措施。

e. 为了提高纸尿裤的吸收性能，纸尿裤的生产企业还会想方设法提高纸尿裤吸收体液的速度，为此进行的技术创新屡屡出现。

纸尿裤的结构，正是围绕满足以上条件进行设计的。可以说纸尿裤是由多种材料和功能结构综合构成的人体体液（尿液）吸附系统，其基本构造的横截面如图 3-2 所示。

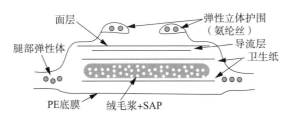

图 3-2　成人纸尿裤的横截面结构示意图

成人纸尿裤的基本结构主要由面层、导流层、吸收芯层和防渗漏底膜等组成，采用绒毛浆作吸液材料的吸收芯层由上、下两层卫生纸包覆中间的绒毛浆（内含 SAP 高吸水性树脂材料）组成。

从图 3-2 可以看到纸尿裤的基本结构可以满足吸收体液、防止渗漏的构造：在 PE 底膜上，放置由绒毛浆和 SAP 组合成的吸液材料；面层、弹性体可以让使用者感到方便与舒适。

在使用时，成人纸尿裤的面层包覆材料直接接触皮肤，作用是将最初接受的尿液转移到下面的集液/扩散导流层，面层主要材料是双组分纤维热风非织造布（见图 3-3）、聚丙烯热轧布（见图 3-4）或纺粘非织造布。

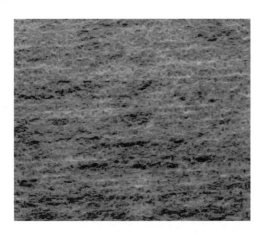

图 3-3　纸尿裤原材料之一——热风无纺布

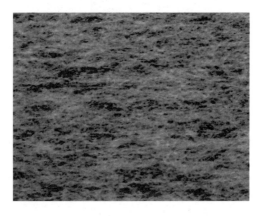

图 3-4　纸尿裤原材料之一——热轧无纺布

　　无纺布即非织造布，主要用作纸尿裤、尿片、护理垫的面层或拒水材料。无纺布以聚丙烯树脂为主要生产原料，将纺织短纤维或者长丝进行定向或随机排列，形成纤网结构，然后采用机械、热粘或化学等方法把纤维加固在一起而成。

　　可以按无纺布的吸水功能特性分为亲水性和拒水性无纺布。

　　亲水性无纺布一般作为面层基材，要求表面洁净、无掉毛、无硬质块（硬丝）、亲肤性好、柔软等，同时要具备良好的扩散性，具有快速下渗和低回渗性能；主要控制指标为渗入量、回渗量及液体穿透时间。

　　拒水性无纺布（见图 3-5）一般采用纺粘－熔喷－纺粘（SMS）无纺布，用于防漏隔边阻隔液体；在要求表面柔软的同时，要具有良好的防水性能；主要控制指标为抗渗水性。

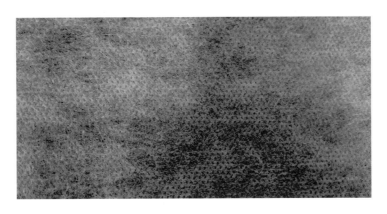

图 3-5　纸尿裤原材料之一——纺粘拒水无纺布

　　集液扩散导流层作用是收受通过面层的液体并暂时保存，此外这一层也具有将液体沿各方向转移到整个吸液芯表面的功能，主要使用热塑性纤维或双组分纤维的热黏合纤网，导流层吸液原理如图 3-6 所示。

　　吸收芯层由绒毛浆加高吸水性树脂组成，是成人纸尿裤中的关

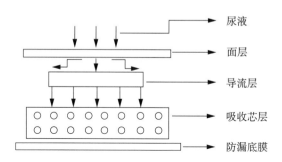

图 3-6　纸尿裤导流层吸液原理示意图

键功能层，为增加吸收功能，采用双路成型工艺，制成具有大小双层结构的吸收芯层，上层小棉吸收层用于快速吸收，下层大棉吸收层用于扩散和储存尿液。

绒毛浆是一种吸水性能优良的原木浆（见图 3-7），作为主要的吸收体之一被广泛用于生产卫生巾、纸尿裤等卫生用品，用作吸水（液）介质，加大液体扩散，保持纸尿裤的芯体外形。GB/T 21331—2008《绒毛浆》将用于生产一次性卫生用品的原料绒毛浆分为三类：全处理浆、半处理浆和未处理浆。且对绒毛浆的产品质量做了明确要求。其中，绒毛浆的亮度、干蓬松度、吸水时间和吸水量等指标，对纸尿裤产品的质量影响较大。

高吸收性树脂（super absorbent polymer，简称 SAP）是一种高分子态的含有亲水基团和交联结构的大分子材料，具有可吸收其同体积质量几百到几千倍液体的吸水性能，并且保水性能优良，SAP在吸水后与液体共同膨胀形成水凝胶物，这种水凝胶物即使受到比较大的外力挤压也很难把其中的液体分离出来。因此，SAP 在个人卫生用品、工农业生产、土木建筑等各个领域都有广泛用途。

高吸收性树脂最早由 Fanta 等采用淀粉接枝聚丙烯腈再经皂化制得。如果按制作 SAP 原料划分，可以划分为淀粉系（接枝物、羧甲基化等）、纤维素系（羧甲基化、接枝物等）、合成聚合物系（聚

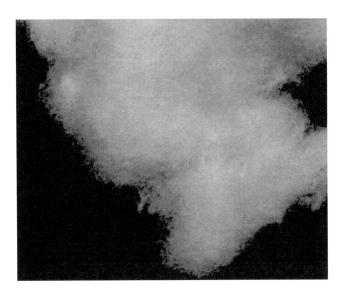

图 3-7　纸尿裤原材料之一——绒毛浆

丙烯酸系、聚乙烯醇系、聚氧乙烯系等）等几大类。

其中聚丙烯酸系高吸水性树脂与淀粉系高吸水性树脂及纤维素系高吸水性树脂相比，具有生产成本低、工艺简单、生产效率高、吸水能力强、产品保质期长等优点被广泛使用，目前世界高吸水性树脂产品中，聚丙烯酸系高吸水性树脂占到 SAP 总产量的 80％左右。

高吸水性树脂在吸水前，高分子链是相互靠拢缠在一起，彼此交联成网状结构，从而达到整体上的紧固（见图 3-8）。与水接触时，水分子通过毛细作用及扩散作用渗透到树脂中，链上的电离基团在水中电离、形成水凝胶体，从而把液体固定在水凝胶体中达到固水作用（见图 3-9）。

防渗层主要作用是防止已经被吸收的尿液再渗出，起隔离作用，如图 3-10 中 4 所示，一般使用非织造布和膜的复合物，作为布质感底层，这类材料的使用可使成人纸尿裤的外观和使用感觉更像衣裤。

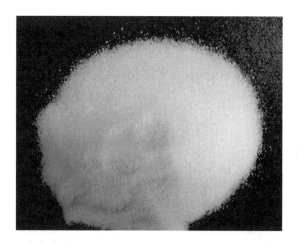

图 3-8　纸尿裤原材料之一——高吸水性树脂 （吸水前）

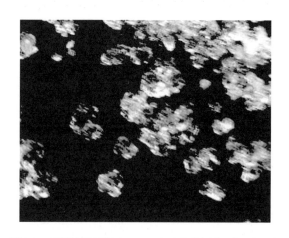

图 3-9　纸尿裤原材料之一——高吸水性树脂 （吸水后）

　　纸尿裤可以看做是一个吸收系统，其由多层材料粘合在一起构成，主要结构包括面层、腿口防侧漏隔边、导流层、吸收芯层、防漏底膜、弹性腰围以及将各个部分粘合到一起的热熔胶。一般纸尿裤的结构如图 3-10 所示。

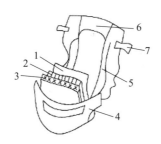

图 3-10　成人纸尿裤基本结构示意图

1—面层；　2—导流层；　3—吸收芯层；　4—防渗层；　5—腿口防侧漏隔边；

6—弹性腰围；　7—魔术贴

2. 拉拉裤的基本结构

拉拉裤实际上是一种改进型的纸尿裤，基本结构与纸尿裤类似，见图 3-11。

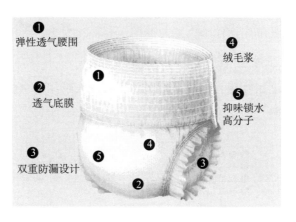

图 3-11　成人拉拉裤结构示意图

3. 成人纸尿片的基本结构

纸尿片可以看做是成人纸尿裤的"近亲"，或者说是为了满足消费者的多种需求而形成的一种卫生用品。

纸尿片的基本结构见图 3-12。

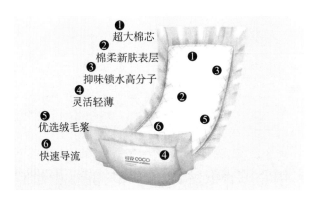

❶ 超大棉芯

棉柔新肤表层

❸ 抑味锁水高分子

❹ 灵活轻薄

❺ 优选绒毛浆

❻ 快速导流

图 3-12　成人纸尿片基本结构示意图

　　由纸尿片基本结构示意图可以看出，成人纸尿片的基本结构与纸尿裤类似，由面层、导流层、吸收芯层和防渗漏底膜等组成，只是尿片没有腰胯部分，而需要使用松紧带、网裤固定或黏贴在内裤上及搭配成人纸尿裤作为内置芯使用。

4. 成人纸尿垫（护理垫）的基本结构

　　与成人纸尿片相类似的卫生用品还有成人纸尿垫（护理垫），纸尿垫（护理垫）的基本结构见图 3-13。

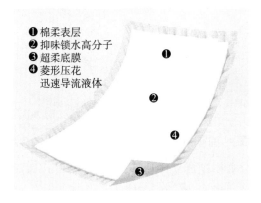

❶棉柔表层
❷抑味锁水高分子
❸超柔底膜
❹菱形压花
　迅速导流液体

图 3-13　纸尿垫（护理垫）基本结构示意图

第三节　纸尿裤生产工艺

由于纸尿裤（包括纸尿片、纸尿垫等）都是由防渗膜、无纺布、绒毛浆、高吸水性树脂（SAP）等材料制成的一次性卫生用品，本节仅对成人纸尿裤生产工艺流程进行简要介绍，以便读者理解医护级纸尿裤标准的内容。

成人纸尿裤的生产工艺（见图 3-14）可简单归纳为：木浆粉碎、高吸收性树脂（SAP）投放→成型→卫生纸包覆、压实、分切→面料复合（亲水无纺布进行端侧封涂胶后与拒水无纺布复合，形成面层）→弹性腰围复合→棉芯经分切后输送至经喷胶后的底膜上，再与经喷胶的面层无纺布复合→面层、棉芯、底膜复合通过品字形压辊压实输送→左右贴经切割后复合于成品上，经压实、折叠后，固定在成品上→产品成型切→产品纵包→产品折叠→产品排列、入袋、封口→金属探测、封箱→堆垛。

从医护级纸尿裤标准的角度来看成人纸尿裤的生产工艺，可以发现医护级纸尿裤标准的一些特点：

木浆粉碎、成型及高吸收性树脂（SAP）投放阶段：医护级成人纸尿裤（片、垫）团体标准明确要求，使用的绒毛浆和 SAP 材料应符合相关标准的规定（绒毛浆应符合 GB/T 21331 的规定和高吸收性树脂应符合 GB/T 22905 的规定。）

卫生纸包覆、压实、分切阶段：首先，明确规定在医护级纸尿裤中禁止使用废纸回收后的卫生纸做吸水衬纸，不应使用废弃回收原料生产医护级纸尿裤产品。同时，还要求，卫生纸应符合 GB/T 20810 的规定，吸水衬纸应符合 QB/T 4508 的规定。

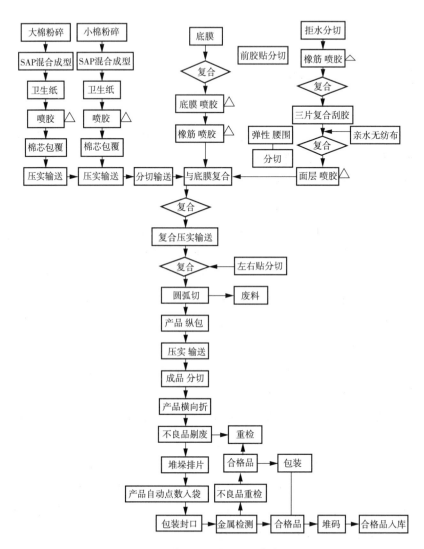

图 3-14　成人纸尿裤生产工艺流程图

面料复合阶段：在面料复合时，需使用热熔胶把无纺布、PE膜粘接在一起，这就需要控制粘合剂中的甲醛等含量，因此，需要符合相关标准的规定无纺布面层应符合 GB/T 30133 的规定；底膜应符合

GB/T 27740 和 GB/T 4744 的规定；热熔胶应符合 HG/T 3948 的规定。

　　热熔胶是一种以热塑性聚合物为主的胶黏剂（见图3-15），具有在熔融状态下涂布，润湿被粘物、冷却施加轻压便能快速粘接的能力。主要控制指标有黏度、软化点、热稳定性等。

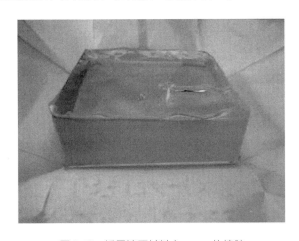

图 3-15　纸尿裤原材料之一——热熔胶

　　产品包装阶段：需要按医护级纸尿裤标准对包装的规定，在产品的内包装、外包装等包装材料上，注明该纸尿裤产品属于"医护级"、执行的产品标准等。

　　成人纸尿垫（护理垫）的生产工艺（见图3-16）可简单归纳为：木浆粉碎、成型（木浆粉碎后经高负压均匀吸附在卫生纸上）→投放高吸收性树脂（SAP）→吸水纸包覆、芯体压实→棉芯输送、分切→面料、底膜、芯体覆合（亲水无纺布喷胶、底膜喷胶，棉芯经分切输送进入施有胶水的底膜面上粘合，然后经喷胶的面层复合在芯体表面，再压实输送）→离型纸复合→产品纵向包覆、压实输送、分切→成型切、折叠、产品剔废→包装入袋、封口→喷码→金属探测、封箱、堆垛。

　　成人纸尿垫（护理垫）的生产工艺与成人纸尿裤的生产工艺相近，在此不介绍其工艺流程。

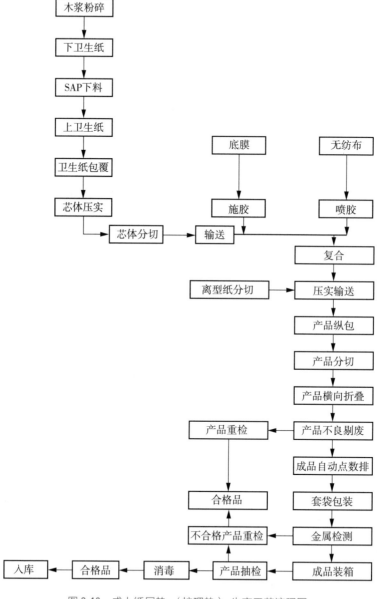

图 3-16 成人纸尿垫（护理垫）生产工艺流程图

第四章
医护级成人纸尿裤团体标准与现行国家标准对比

　　医护级成人纸尿裤（含片、垫）除在基本性能方面好于普通级成人纸尿裤（含片、垫），在安全指标上更优于普通级成人纸尿裤（含片、垫），本章就这两种级别纸尿裤（含片、垫）的主要性能和安全性内容进行对照。

第一节　医护级成人纸尿裤团体标准与纸尿裤国家标准相关指标对照

　　本节对医护级成人纸尿裤团体标准与纸尿裤国家标准的相关指标进行了对照以及读者理解（见表4-1所示）。

表4-1　T/NAHIEM 002—2017《医护级成人纸尿裤（片、垫)》与
GB/T 28004—2011《纸尿裤（片、垫)》对照

标准 内容	T/NAHIEM 002—2017《医护级成人纸尿裤（片、垫)》	GB/T 28004—2011《纸尿裤（片、垫)》
范围	本标准规定了对医护级成人纸尿裤、纸尿片、纸尿垫（护理垫）的产品分类方法、性能指标、试验方法、检	本标准规定了婴幼儿及成人用纸尿裤、纸尿片、纸尿垫（护理垫）的产品分类、技术要求、试验方法、检验规则

表 4-1（续）

标准\内容	T/NAHIEM 002—2017《医护级成人纸尿裤（片、垫）》			GB/T 28004—2011《纸尿裤（片、垫）》	
范围	验规则及标识、包装、运输、贮存等相关要求。 本标准适用于由外包覆材料、内置吸收层、防漏底膜等制成的一次性使用的医护级成人纸尿裤、纸尿片和纸尿垫（护理垫）			及标志、包装、运输、贮存。 本标准适用于由外包覆材料、内置吸收层、防漏底膜等制成一次性使用的纸尿裤、纸尿片和纸尿垫（护理垫）。 本标准不适于成人轻度失禁用产品，如呵护巾等	
术语和定义	3.1 医护级 指产品的卫生安全指标和其他特性高于普通级和消毒级。 注：普通级和消毒级按 GB 15979 的规定			3.1 滑渗量 topsheet run-off 一定量的测试溶液流经斜置试样表面时未被吸收的体积。 3.2 回渗量 rewet 试样吸收一定量的测试溶液后，在一定压力下，返回面层的测试溶液质量。 3.3 渗漏量 leakage 试样吸收一定量的测试溶液后，在一定压力下，透过防漏底膜的测试溶液质量	
产品分类	按产品结构分为纸尿裤、纸尿片和纸尿垫（护理垫）。 4.1 纸尿裤分类与规格按 GB/T 33280 的规定。 4.2 纸尿片分类与规格按 GB/T 28004 的规定。 4.3 纸尿垫（护理垫）分类与规格见产品包装			4.1 按产品结构分为纸尿裤、纸尿片和纸尿垫（护理垫）。 4.2 纸尿裤和纸尿片按产品规格可分为小号（S 型）、中号（M 型）、大号（L 型）等不同型号	

基本性能		纸尿裤	护理垫	尿片	纸尿裤、尿片	护理垫
	回渗量	≤15g	无渗漏 无渗出	≤15g	≤20g	无渗出、 无渗漏
	渗漏量	≤0.5g		≤0.5g	≤0.5g	
	滑渗量	≤20mL		≤20mL	≤30mL	
	pH 值	5.0～8.0			4.0～8.0	
	交货水分	≤10.0%			≤10.0%	

表 4-1（续）

标准内容	T/NAHIEM 002—2017《医护级成人纸尿裤（片、垫)》	GB/T 28004—2011《纸尿裤（片、垫)》
感官性能要求	5.3.1 医护级成人纸尿裤（片、垫）外观必须整洁，符合该卫生用品固有性状，不得有异常气味与异物。不得对皮肤与黏膜产生不良刺激与过敏反应及其他损害作用	5.2 纸尿裤、纸尿片和纸尿垫（护理垫）应洁净，不掉色，防漏底膜完好，无硬质块，无破损等，手感柔软，封口牢固；松紧带粘合均匀，固定贴位置符合使用要求；在渗透性能试验时内置吸收层物质不应大量渗出
原材料要求	5.1 原材料要求 5.1.1 不应使用废弃回收原料生产医护级纸尿裤产品。 5.1.2 所使用的原材料应符合以下标准要求： 5.1.2.1 绒毛浆应符合 GB/T 21331 的规定。 5.1.2.2 高吸收性树脂应符合 GB/T 22905 的规定。 5.1.2.3 离型纸应符合 GB/T 27731 的规定。 5.1.2.4 吸水衬纸应符合 QB/T 4508 的规定。 5.1.2.5 无尘纸应符合 GB/T 24292 的规定。 5.1.2.6 无纺布面层应符合 GB/T 30133 的规定。 5.1.2.7 底膜应符合 GB/T 27740 和 GB/T 4744 的规定。 5.1.2.8 热熔胶应符合 HG/T 3948 的规定	5.4 纸尿裤、纸尿片和纸尿垫（护理垫）所使用原料：绒毛浆应符合 GB/T 21331 的规定，高吸收性树脂应符合 GB/T 22905 的规定。不应使用回收原料生产纸尿裤、纸尿片和纸尿垫（护理垫）

表 4-1（续）

标准 内容	T/NAHIEM 002—2017《医护级成人纸尿裤（片、垫）》	GB/T 28004—2011《纸尿裤（片、垫）》
检验规则	8.1 检验批的规定 8.1.1 当工艺流程、产品结构和原材料发生变化时，产品需要重新检验和判定。 8.1.2 以相同原料、相同工艺、相同规格的同类产品一次交货数量为一批，交收检验样本单位为件，每批不超过 5000 件。 8.2 检验 8.2.1 出厂检验 8.2.1.1 每批产品应经检验合格，出具检验证明方能出厂。 8.2.1.2 检验项目为 5.2、5.3 中微生物、可迁移性荧光增白剂和环氧乙烷残留量（适用时）。 8.2.2 型式检验 8.2.2.1 型式检验项目为 5.2、5.3 和 5.4 中规定的所有项目。型式检验报告有效期三年。 8.2.2.2 有下列情况之一者，应再次进行型式检验： 　a）新产品试制定型时需进行型式检验； 　b）材料、工艺有重大变更时； 　c）国家质量监督机构提出进行型式检验要求时	7.1 检验批的规定 以相同原料、相同工艺、相同规格的同类产品一次交货数量为一批，交收检验样本单位为件，每批不超过 5000 件。 7.2 抽样方法 　从一批产品中，随机抽取 3 件产品，从每件中抽取 3 包（每包按 10 片计）样品，共计 9 包样品。其中 2 包用于微生物检验，4 包用于微生物检验复查，3 包用于其他性能检验。 7.3 判定规则 　当检验产品符合本标准第 5 章全部技术要求时，则判为批合格；当这些检验项目中任一项出现不合格时，则判为批不合格。 7.4 质量保证 　产品经检验合格并附质量合格标识方可出厂

表 4-1（续）

标准 内容	T/NAHIEM 002—2017《医护级成人纸尿裤（片、垫）》	GB/T 28004—2011《纸尿裤（片、垫）》
检验规则	8.3　抽样方法 从一批产品中，随机抽取 3 件产品，从每件中抽取 3 包（每包按 10 片计）样品，共计 9 包样品。其中，2 包用于微生物检验，4 包用于微生物检验复查，3 包用于其他性能检验。 8.4　判定规则 　　当检验项目符合本标准要求时，则判定产品为合格；当检验项目不符合本标准要求时，则判定产品为不合格。 8.5　质量保证 　　产品经检验合格并附质量合格标识方可出厂	
产品销售标识及包装	9.1.1　产品销售包装上应标明以下内容： 　　a）产品名称、执行标准编号、商标； 　　b）企业名称、地址、联系方式； 　　c）产品规格、内置数量； 　　d）纸尿裤应标注规格、适用臀围；纸尿片和纸尿垫（护理垫）应标注规格尺寸。 　　e）生产日期和保质期或生产批号和限期使用日期； 　　f）主要生产原料；	8.1.1　产品销售包装上应标明以下内容： 　　a）产品名称、执行标准编号、商标； 　　b）企业名称、地址、联系方式； 　　c）产品规格，内装数量； 　　d）婴儿产品应标注适用体重，成人产品应标注尺寸或适用腰围； 　　e）生产日期和保质期或生产批号和限期使用日期； 　　f）主要生产原料；

表 4-1（续）

标准 内容	T/NAHIEM 002—2017《医护级成人纸尿裤（片、垫)》	GB/T 28004—2011《纸尿裤（片、垫)》
产品销售标识及包装	g）产品应标明消毒方法与有效期限，包装上的各种标识信息清晰且不易褪去。 9.1.2 已有销售包装的成品放于外包装中。外包装上应标明产品名称、企业（或经销商）名称和地址、内装数量等。外包装上应标明运输及贮存条件	g）消毒级产品应标明消毒方法与有效期限，并在包装主视面上标注"消毒级"字样。 8.1.2 产品的销售包装应能保证产品不受污染。销售包装上的各种标识信息清晰且不易褪去
产品运输和贮存	9.2.1 产品在运输过程中应使用具有防护措施的洁净的工具，防止重压、碰撞及避免浸水。 9.2.2 产品的贮存应符合以下条件： 9.2.2.1 保存产品的场所应干燥、通风，采取必要的防潮措施。 9.2.2.2 产品应防止阳光直射。 9.2.2.3 保存产品的场所应设置防鼠、防虫设施。 9.2.2.4 保存产品的场所内不得同时存放有污染或有毒化学品的物品	8.2.1 已有销售包装的成品放于外包装中。外包装上应标明产品名称、企业（或经销商）名称和地址、内装数量等。外包装上应标明运输及贮存条件。 8.2.2 产品在运输过程中应使用具有防护措施的洁净的工具，防止重压、尖物碰撞及日晒雨淋。 8.2.3 成品应保存在干燥通风，不受阳光直接照射的室内，防止雨雪淋袭和地面湿气的影响，不得与有污染或有毒化学品共存。
质量控制要求	10.1 企业应制定产品的质量保证规范性文件，并予以有效实施。 10.2 如企业获得了相关管理体系认证，应予以有效运行	无要求

第二节　医护级成人纸尿裤团体标准与一次性卫生用品国家标准相关指标对照

本节对医护级成人纸尿裤团体标准和一次性卫生用品国家标准的相关指标进行了对照（如表 4-2 所示）。

表 4-2　T/NAHIEM 002—2017《医护级成人纸尿裤（片、垫）》与 GB 15979—2002《一次性使用卫生用品卫生标准》对照

内容＼标准	T/NAHIEM 002—2017《医护级成人纸尿裤（片、垫）》	GB 15979《一次性使用卫生用品卫生标准》
范围	本标准规定了对医护级成人纸尿裤、纸尿片、纸尿垫（护理垫）的产品分类方法、性能指标、试验方法、检验规则及标识、包装、运输、贮存等相关要求。 本标准适用于由外包覆材料、内置吸收层、防漏底膜等制成的一次性使用的医护级成人纸尿裤、纸尿片和纸尿垫（护理垫）	本标准规定了一次性使用卫生用品的产品和生产环境卫生标准、消毒效果生物监测评价标准和相应检验方法，以及原材料与产品生产、消毒、贮存、运输过程卫生要求和产品标识要求。 本标准适用于国内从事一次性使用卫生用品的生产与销售的部门、单位或个人，也适用于经销进口一次性使用卫生用品的部门、单位或个人
术语和定义	3.1 　　医护级 　　指产品的卫生安全指标和其他特性高于普通级和消毒级。 　　注：普通级和消毒级见 GB 15979 要求	一次性使用卫生用品使用一次后即丢弃的、与人体直接或间接接触的、并为达到人体生理卫生或卫生保健（抗菌或抑菌）目的而使用的各种日常生活用品，产品性状可以是固体也可以是液体。例如，一次性使用手套或指套（不包括医尿布等排泄用手套或指套）、

表 4-2（续）

标准 内容		T/NAHIEM 002—2017《医护级成人纸尿裤（片、垫）》	GB 15979《一次性使用卫生用品卫生标准》
术语和定义		3.1 医护级 指产品的卫生安全指标和其他特性高于普通级和消毒级。 注：普通级和消毒级见 GB 15979 要求	纸巾、湿巾、卫生湿巾、电话膜、帽子、口罩、内裤、妇女经期卫生用品（包括卫生护垫）、物卫生用品（不包括皱纹卫生纸等厕所用纸）、避孕套等，在本标准中统称为"卫生用品"
微生物指标	初始污染菌[1)	≤10000cfu/g	≤10000cfu/g
	细菌菌落总数	≤20cfu/g 或 20cfu/mL	≤20cfu/g 或 20cfu/mL
	真菌菌落总数	不得检出	不得检出
	金黄色葡萄球菌	不得检出	不得检出
	绿脓杆菌	不得检出	不得检出
	溶血性链球菌	不得检出	不得检出
	大肠菌群	不得检出	不得检出

1) 如初始污染菌超过表内数值，应相应提高杀灭指数使达到本标准规定的细菌与真菌限值。

毒理	环氧乙烷残留量（适用时）	≤10μg/g	≤250μg/g
	皮肤刺激试验	极轻	无刺激反应
	皮肤变态反应试验	极轻度	无
可萃取重金属	铅	≤10mg/kg	无要求
	镉	≤5mg/kg	
	砷	≤2mg/kg	
	汞	≤1mg/kg	
甲醛		≤75mg/kg	无要求
可迁移性荧光增白剂		无	无要求
邻苯二甲酸酯（DBP、BBP、DEHP）		总含量≤0.1%	无要求

表 4-2（续）

标准 内容			T/NAHIEM 002—2017《医护级成人纸尿裤（片、垫）》	GB 15979《一次性使用卫生用品卫生标准》
塑料包装卫生安全指标要求	总迁移量（水）		≤10mg/dm²	无要求
	高锰酸钾消耗量水（60℃，2h）		≤10mg/kg	
	脱色试验ᵃ		阴性	
	特定化学物质	铅	≤0.1%	
		镉	≤0.01%	
		汞	≤0.1%	
		六价铬	≤0.1%	
		多溴二苯醚	≤0.1%	
		多溴联苯	≤0.1%	
注：a）仅适用于添加了着色剂的产品。				
塑料复合包装卫生安全指标要求	甲苯二胺（4%乙酸）		≤0.004mg/L	无要求
	高锰酸钾消耗量（水）		≤10mg/L	
	蒸发残渣（4%乙酸）		≤30mg/L	
	蒸发残渣（正乙烷）		≤30mg/L	
	蒸发残渣（65%乙醇）		≤30mg/L	
	重金属（以 Pb 计）		≤1mg/L	
	溶剂残留量总量		≤5.0mg/m²	
	苯类溶剂		不得检出	

表 4-2（续）

内容 / 标准		T/NAHIEM 002—2017《医护级成人纸尿裤（片、垫）》	GB 15979《一次性使用卫生用品卫生标准》
生产环境要求	装配与包装车间空气中细菌菌落总数	≤1500cfu/m³	≤2500cfu/m³
	工作台表面细菌菌落总数	≤20cfu/cm²	≤20cfu/cm²
	工人手表面细菌菌落总数	≤200cfu/只手，并不得检出致病菌	≤300cfu/只手，并不得检出致病菌
产品销售标识及包装		9.1.1 产品销售包装上应标明以下内容： a）产品名称、执行标准编号、商标； b）企业名称、地址、联系方式； c）产品规格、内置数量； d）纸尿裤应标注规格、适用臀围；纸尿片和纸尿垫（护理垫）应标注规格尺寸。 e）生产日期和保质期或生产批号和限期使用日期； f）主要生产原料； g）产品应标明消毒方法与有效期限，包装上的各种标识信息清晰且不易褪去。 9.1.2 已有销售包装的成品放于外包装中。外包装上应标明产品名称、企业（或经销商）名称和地址、内装数量等。外包装上应标明运输及贮存条件	12.1 产品标识应符合《中华人民共和国产品质量法》的规定，并在产品包装上标明执行的卫生标准号以及生产日期和保质期（有效期）或生产批号和限定使用日期。 12.2 消毒级产品还应在销售包装上注明"消毒级"字样以及消毒日期和有效期或消毒批号和限定使用日期，在运输包装上标明"消毒级"字样以及消毒单位与地址、消毒方法、消毒日期和有效期或消毒批号和限定使用日期

表 4-2（续）

标准 内容	T/NAHIEM 002—2017《医护级成人纸尿裤（片、垫）》	GB 15979《一次性使用卫生用品卫生标准》
产品运输和贮存	9.2.1 产品在运输过程中应使用具有防护措施的洁净的工具，防止重压、碰撞及避免浸水。 9.2.2 产品的贮存应符合以下条件： 9.2.2.1 保存产品的场所应干燥、通风，采取必要的防潮措施。 9.2.2.2 产品应防止阳光直射。 9.2.2.3 保存产品的场所应设置防鼠、防虫设施。 9.2.2.4 保存产品的场所内不得同时存放有污染或有毒化学品的物品	11.1 执行卫生用品运输或贮存的单位或个人，应严格按照生产者提供的运输与贮存要求进行运输或贮存。 11.2 直接与产品接触的包装材料必须无毒、无害、清洁，产品的所有包装材料必须具有足够的密封性和牢固性以达到保证产品在正常的运输与贮存条件下不受污染的目的
质量控制要求	10.1 企业应制定产品的质量保证规范性文件，并予以有效实施。 10.2 如企业获得了相关管理体系认证，应予以有效运行	无要求

第五章
《医护级成人纸尿裤（片、垫）》
团体标准解读

第一节　医护级成人纸尿裤团体标准的范围、引用文件及术语

本节对本标准的范围、规范性引用文件及术语和定义进行了解读。

1　范围

本标准规定了对医护级成人纸尿裤、纸尿片、纸尿垫（护理垫）的产品分类方法、性能指标、试验方法、检验规则及标识、包装、运输、贮存等相关要求。

本标准适用于由外包覆材料、内置吸收层、防漏底膜等制成的一次性使用的医护级成人纸尿裤、纸尿片和纸尿垫（护理垫）。

【条文解读】

本条给出了生产者向消费者提供的医护级成人纸尿裤（片、垫）产品应当具备的基本要求，同时指出了本标准的适用范围。

本标准对医护级成人纸尿裤（片、垫）产品的具体分类、技术指标要求、科学试验的方法、检验安全的规则以及其包装、标识、运输、贮存等方面作出了基本规定，并指出本标准适用于由外包覆

材料、内置吸收层、防漏底膜等制成的一次性使用的医护级成人纸尿裤、成人纸尿片和成人纸尿垫（护理垫）。

根据本标准的适用范围，医护级纸尿裤的团体标准规定了可以采纳本标准的纸尿裤卫生用品类别，包括各种规格的纸尿裤、纸尿片、纸尿垫，并且对实施本标准时的试验方法、产品安全检测和为保持医护级纸尿裤产品特性的包装、产品标识方法、运输、仓储做出了规定；做出这些规定是为了保证医护级纸尿裤标准内容能够覆盖医护级纸尿裤的原材料选用、生产过程控制、产品性能测试等。

2 规范性引用文件

下列文件对于本文件的应用是必不可少的。凡是注日期的引用文件，仅所注日期的版本适用于本文件。凡是不注日期的引用文件，其最新版本（包括所有的修改单）适用于本文件。

GB/T 2912.1 纺织品 甲醛的测定 第1部分：游离和水解的甲醛（水萃取法）

GB/T 10004 包装用塑料复合膜、袋干法复合、挤出复合

GB 15979 一次性使用卫生用品卫生标准

GB/T 17593.1 纺织品 重金属的测定 第1部分：原子吸收分光光度法

GB/T 17593.4 纺织品 重金属的测定 第4部分：砷、汞原子荧光分光光度法

GB/T 18885 生态纺织品技术要求

GB/T 22048 玩具及儿童用品中特定邻苯二甲酸酯增塑剂的测定

GB/T 26125 电子电气产品 六种限用物质（铅、汞、镉、六价铬、多溴联苯和多溴二苯醚）的测定（IEC 62321：2008，IDT）

GB/T 26572 电子电气产品中限用物质的限量要求

GB/T 27741 纸和纸板可迁移性荧光增白剂的测定

GB/T 28004 纸尿裤（片、垫）

GB 31604.2 食品安全国家标准　食品接触材料及制品　高锰酸钾消耗量的测定

GB 31604.7 食品安全国家标准食品接触材料及制品脱色试验

GB 31604.8 食品安全国家标准　食品接触材料及制品　总迁移量的测定

GB 31604.9 食品安全国家标准　食品接触材料及制品　食品模拟物中重金属的测定

GB 31604.23 食品安全国家标准　食品接触材料及制品　复合食品接触材料中二氨基甲苯的测定

GB/T 33280 纸尿裤规格与尺寸

【条文解读】

为保持医护级成人纸尿裤（片、垫）与现行国家标准的适配性，医护级成人纸尿裤（片、垫）引用了与其相关的部分规范性引用文件，以便于产品分类、试验与检测、安全卫生性与标识等，如 GB 15979、GB/T 33280 用于产品分类；GB/T 2912.1、GB/T 18885 和 GB/T 27741 等用于试验或检测；为了保证医护级成人纸尿裤（片、垫）使用者的身体健康，还引用了铅、汞、镉、六价铬、多溴联苯和多溴二苯醚六种限用物质测定标准、玩具及儿童用品中特定邻苯二甲酸酯增塑剂的测定标准等。

按照我国标准化法的相关规定，鼓励制定高于国家标准的团体标准。本标准除包含与相关国家标准、行业标准等内容相对应的标准条款之外，还专门增加了国家标准如《一次性使用卫生用品卫生标准》等未进行规定的、但可能对消费者人身安全构成潜在危害的荧光剂含量、甲醛含量、二噁英含量等方面检测方法的有关要求。

根据相关资料，卫生用品中如果存在超过安全允许含量的荧光增白剂、甲醛等有害物质，轻者可能会引发部分过敏体质使用者出现皮疹、水泡、瘙痒、皮炎等不良反应，严重时有可能成为诱发癌症等恶性肿瘤的潜在性因素。因此，在纸尿裤等一次性卫生用品标准中提出对荧光剂含量、甲醛含量的要求，是满足了广大消费者所渴望的消费需求。

本标准的实施，不仅弥补了现行标准中只对纸尿裤的尺寸、吸收性能、微生物指标等提出了要求但未对荧光剂含量、甲醛含量进行控制的不足，而且提高了部分卫生指标，为消费者选择纸尿裤等一次性使用卫生用品提供了新的机会。

本标准中有关荧光剂含量、甲醛含量的具体要求、检验方法等内容，随后将结合本标准相关内容进行具体解读。

起草本标准的所有专家在编写过程中形成的一个共识：卫生用品的安全直接关系到消费者人身安全和财产安全，以消费者的消费需求为目标，不断提升卫生用品标准，不仅是对消费者负责的表现，而且通过编制、实施高于国家标准的团体标准，也进一步推动了参编单位的技术创新和技术进步积极性，强化市场品牌影响力，是消费者和医护级纸尿裤标准参编企业的"双赢"局面。

企业是技术创新的主体。因此，在自愿执行医护级纸尿裤标准的企业中，制定与医护级纸尿裤标准相匹配的企业标准，改进与优化生产、检测医护级卫生用品就成为必然，这一定会促进实施医护级卫生用品标准的企业质量管理体系的持续完善与改进。

需要注意规范性引用文件"凡是不注日期的引用文件，其最新版本（包括所有的修改单）适用于本文件。"的规定，及时采取措施来保持医护级纸尿裤标准与引用标准之间的一致性。

---

3 术语和定义

下列术语和定义适用于本文件。

3.1 医护级

指产品的卫生安全指标和其他特性高于普通级和消毒级。

注：普通级和消毒级按 GB 15979 的规定。

【条文解读】

本标准特别给出了"医护级"卫生用品的定义："指产品的卫生安全指标和其他特性高于普通级和消毒级。"而"普通级卫生用品"和"消毒级卫生用品"的概念是在 GB 15979—2002《一次性使用卫生用品卫生标准》提出的。提出"医护级"卫生用品的重要意义在于：在"普通级"卫生用品和"消毒级"卫生用品的卫生等级系列中，增加了一个"医护级"卫生用品，不仅完善了卫生用品的消毒等级，也为消费者选择相应卫生用品产品增加了一条新途径。

按照本标准中 9.1、9.1.1 的规定，医护级纸尿裤的产品包装上，应当标注该成人纸尿裤产品执行标准中包含的本标准的标准编号和标准名称。

纸尿裤消毒级别对照表见表 5-1。

表 5-1 纸尿裤消毒级别对照表

《一次性使用卫生用品卫生标准》（GB 15979—2002）	《医护级婴幼儿纸尿裤（片）》（T/NAHIEM 001—2017）《医护级成人纸尿裤（片、垫）》（T/NAHIEM 002—2017）
1 普通级	1 普通级
2 消毒级	2 消毒级
（注：见 GB 15979—2002 的表1）	3 医护级

第二节 医护级成人纸尿裤产品分类及技术要求

本节对本标准的产品分类及相关技术要求进行了解读。

> ### 4 产品分类与规格
>
> 按产品结构分为纸尿裤、纸尿片和纸尿垫（护理垫）。
>
> 4.1 纸尿裤分类与规格按 GB/T 33280 的规定。
>
> 4.2 纸尿片分类与规格按 GB/T 28004 的规定。
>
> 4.3 纸尿垫（护理垫）分类与规格见产品包装。

【条文解读】

本标准在医护级纸尿裤的产品卫生等级中，增加了纸尿裤的产品分类与规格，也就是说纸尿裤家族中的纸尿裤、纸尿片和纸尿垫（护理垫），都增添了"医护级"的类型。

> ### 5 技术要求
>
> ### 5.1 原材料要求
>
> 5.1.1 不应使用废弃回收原料生产医护级纸尿裤产品。
>
> 5.1.2 所使用的原材料应符合以下标准要求：
>
> 5.1.2.1 绒毛浆应符合 GB/T 21331 的规定。
>
> 5.1.2.2 高吸收性树脂应符合 GB/T 22905 的规定。
>
> 5.1.2.3 离型纸应符合 GB/T 27731 的规定。

5.1.2.4　吸水衬纸应符合 QB/T 4508 的规定。

5.1.2.5　无尘纸应符合 GB/T 24292 的规定。

5.1.2.6　无纺布面层应符合 GB/T 30133 的规定。

5.1.2.7　底膜应符合 GB/T 27740 和 GB/T 4744 的规定。

5.1.2.8　热熔胶应符合 HG/T 3948 的规定。

【条文解读】

本条对医护级纸尿裤及类似产品的原材料作出了明确规定：医护级成人纸尿裤（包括纸尿片、纸尿垫或护理垫）不应使用废弃回收原料生产医护级纸尿裤产品。

GB/T 21331—2008《绒毛浆》适用于生产一次性卫生用品的原料绒毛浆，将绒毛浆分为全处理浆、半处理浆和未处理浆，并规定了绒毛浆的技术指标（定量偏差、紧度、耐破指数、亮度、二氯甲烷抽出物、干蓬松度、吸水时间、吸水量、尘埃度、交货水分等）、试验方法，其中绒毛浆的卫生要求执行强制性国家标准 GB 15979—2002《一次性使用卫生用品卫生标准》。

对于社会上一些认为企业可能会采用再生纸浆来生产纸尿裤绒毛浆的说法，医护级纸尿裤标准给出了严格规定，让心有疑惑的消费者彻底扫除对纸尿裤原材料选择的疑惑，有助于提高消费者对医护级卫生用品标准的信任度。

GB/T 22905—2008《纸尿裤高吸收性树脂》标准规定了纸尿裤聚丙烯酸盐类高吸收性树脂的要求、试验方法、检验规则及标志、包装、运输、贮存，内容包括残留单体（丙烯酸）、挥发物含量、pH 值、粒度分布、密度、吸收量、保水量和加压吸收量等指标，适用于各类婴儿纸尿裤（片）、成人失禁用品用聚丙烯酸盐类高吸收性树脂。

GB/T 27731—2011《卫生用品用离型纸》适用于纸尿片等一次性卫生用品用离型纸。其中规定卫生用品用离型纸不应有洞眼、裂口、褶子、污点等，其技术指标包括定量、定量偏差、紧度、抗张强度（纵向）、撕裂指数（纵横向平均）、剥离力、残余粘着率、亮度（白度）、灰分、尘埃度、交货水分等均作了规定。其中微生物指标应符合 GB 15979—2002《一次性使用卫生用品卫生标准》。

QB/T 4508—2013《卫生用品用吸水衬纸》使用于包覆纸尿裤、纸尿片、卫生巾、卫生护垫等卫生用品中绒毛浆和高分子吸水树脂用的吸水衬纸。规定了卫生用品用吸水衬纸不应使用任何回收纸、纸张印刷品、纸制品及其他回收纤维状物质做原料，其技术指标包括定量、亮度（白度）、横向吸液高度、抗张指数（纵向、横向）、纵向湿抗张强度、纵向伸长率、洞眼、尘埃度、pH 值、交货水分等，微生物指标应符合 GB 15979—2002《一次性使用卫生用品卫生标准》。

虽然我国相关标准允许卫生纸和擦手纸可以使用废纸原料（再生浆）制造，但是为了保持医护级纸尿裤标准能够更加严格、让消费者放心，医护级卫生用品标准则予以明确规定：医护级卫生用品原材料不得使用回收材料进行加工制作。

GB/T 24292—2009《卫生用品用无尘纸》适用于加工一次性使用卫生用品的无尘纸，包括含有高吸收性树脂的合成无尘纸和不含高吸收性树脂的普通无尘纸，不包括由无纺布、PE 膜等材料复合而成的复合无尘纸。

规定废弃的卫生用品不应作为无尘纸的原材料或其半成品，规定了无尘纸的技术指标（定量偏差、宽度偏差、厚度偏差、纵向抗张指数、亮度（白度）、吸水倍率、pH 值、交货水分、尘埃度、直径允许偏差、接头等）要求。

热熔胶应符合 HG/T 3948 的规定中有关纸尿裤、卫生巾和卫生护垫定位用热熔胶的要求、试验方法、检验规则、标志、包装、运输和贮存，内容包括热熔胶的熔融黏度、软化点、热稳定性、180°剥离强度和转移性等指标。

GB/T 27740—2011《流延聚丙烯（CPP）薄膜》适用于以聚丙烯树脂为主要原料、以流延成型的普通用途薄膜、镀铝用薄膜和蒸煮用薄膜；除了物理性能外其卫生指标应符合 GB 9688 的规定。

GB/T 4744《纺织品防水性能的检测和评价静水压法》适用于各类织物（包括复合织物）及其制品，其中规定了各类织物的抗静水压等级和防水性能评价。

5.2 基本性能要求

产品性能应满足 GB/T 28004 中表 1 的规定，同时还应符合表 1 的规定。

【条文解读】

本标准要求，医护级成人纸尿裤（片、垫）的基本性能除应满足 GB/T 28004—2011 纸尿裤（片、垫）要求以外，同时针对回渗量、渗漏量、滑渗量、pH 值、交货水分几方面还应符合本标准中表 1（见表 5-2）的规定。

表 5-2 医护级成人纸尿裤基本性能指标一览表

序号	项目	单位	指标		
			纸尿裤	护理垫	尿片
1	回渗量	g	≤15	无渗漏 无渗出	≤15
2	渗漏量	g	≤0.5		≤0.5
3	滑渗量	mL	≤20		≤20
4	pH 值	—	5.0～8.0		
5	交货水分	%	≤10.0		

　　pH值是化学试验中用于表示溶液或物质酸碱度指标的方法。

　　pH值分为0~14范围，pH值以7为中间点，低于7的溶液或物质属于酸性，高于7的溶液或物质属于碱性。由于人在出汗等情况下，人体皮肤表面会有少量的尿素、尿酸、盐分、乳酸、氨基酸、游离脂肪酸等酸性物质，所以皮肤表面常显弱酸性，人的健康皮肤的pH值为5.0~7.0，一般在5.8左右。医护级纸尿裤标准规定，其pH值为5.0~8.0，就是为了与人体皮肤的实际状态相接近，以保持人穿戴纸尿裤的舒适感。为此，在纸尿裤生产过程中，企业的实验室需要对纸尿裤的pH值进行检测（见图5-1）。

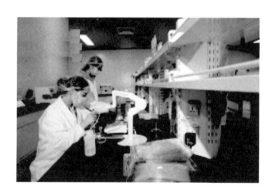

图5-1　医护级成人纸尿裤pH值检测

　　医护级成人纸尿裤标准规定其pH值为5.0~8.0，特别是pH值为7.0~8.0时，纸尿裤表面呈弱碱性状态，可以适当中和一下皮肤由于出汗或者尿液过高的酸性，更加有利于纸尿裤使用者的健康。

　　纸尿裤除需要检测pH值，企业实验室还需要按对纸尿裤产品的回渗量、渗漏量、滑渗量、交货水分等项目进行检测（见图5-2、图5-3），以保证消费者采购到的产品指标都符合标准要求。

　　由于纸尿裤这种产品每个批次的产量都比较大，可能在投料、生产过程中会出现细微差别，为了保持纸尿裤产品出厂性能的一致

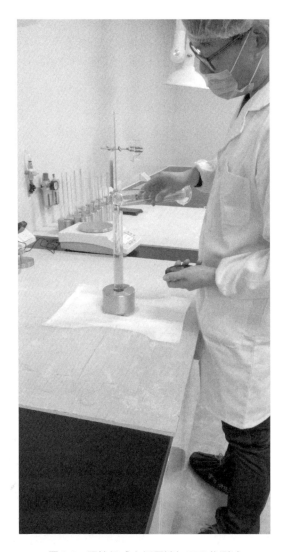

图 5-2　医护级成人纸尿裤加压吸收测试

性，需要按照医护级纸尿裤标准，对产品进行抽验，具体的抽检数量及检验方法，医护级纸尿裤标准引用了 GB/T 28004 的相关规定。

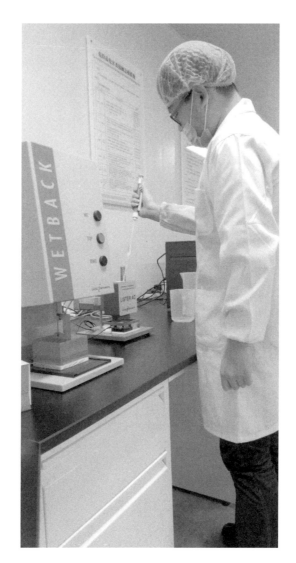

图 5-3 医护级成人纸尿裤渗透性能测试

医护级成人纸尿裤标准的参编单位，在产品质量检测方面可谓是不遗余力，配备了精良的产品质量检测设备，由专业技术人员承担产品抽检工作。

在纸尿裤产品抽检时需要检测交货水分，由于纸尿裤的制成材料大多数具有易吸湿性能，过高的水分可能导致纸尿裤产品在生产、贮存、运输过程中出现质量问题，因此需要把产品中含的水分控制在一定范围内，医护级纸尿裤标准规定，产品的交货水分≤10.0％。

5.3 卫生安全要求

5.3.1 医护级成人纸尿裤（片、垫）外观必须整洁，符合该卫生用品固有性状，不得有异常气味与异物。不得对皮肤与黏膜产生不良刺激与过敏反应及其他损害作用。

5.3.2 医护级成人纸尿裤（片、垫）卫生安全指标应符合表2规定。

【条文解读】

卫生用品的安全性能是医护级成人纸尿裤（片、垫）的核心内容，本标准规定：

外观：医护级成人纸尿裤（片、垫）的外观必须整洁；由于纸尿裤等卫生用品如果发现产品外观出现了变化（如破损、太多褶皱、有异色等），可能该产品已经受到沾染或产生了不良变化，所以作出此项规定。

性状：医护级成人纸尿裤（片、垫）产品应符合该卫生用品固有性状，不得有异常气味与异物。不得对皮肤与黏膜产生不良刺激与过敏反应及其他损害作用。

卫生用品固有性状：医护级成人纸尿裤（片、垫）属于纸类制品，应该保持柔软的手感，打开后应该与人体有较好的贴合性。

不得有异常气味与异物：打开医护级成人纸尿裤（片、垫）产品时，不能出现刺激呼吸道的异常气味，如酸味、霉味或过于强烈的芳香气味，绝对不能出现低质纸尿裤曾经出现过的发现虫体的现象。

由于医护级纸尿裤标准规定，医护级成人纸尿裤（片、垫）不得对皮肤与黏膜产生不良刺激与过敏反应及其他损害作用。因此，对纸尿裤中的微生物、可萃取重金属、甲醛、可迁移性荧光增白剂、邻苯二甲酸酯（DBP、BBP、DEHP）等可能导致纸尿裤产生不良刺激与过敏反应及其他损害作用的相关卫生安全指标检测项目都提出了要求。

医护级成人纸尿裤卫生指标一览表（见表 5-3）。

表 5-3 医护级成人纸尿裤卫生指标一览表（文中 5.3.2 中提到的表 2）

项目		单位	指标
微生物	初始污染菌[1]	cfu/g	≤10000
	细菌菌落总数	cfu/g 或 cfu/mL	≤20
	真菌菌落总数	—	不得检出
	金黄色葡萄球菌	—	不得检出
	绿脓杆菌	—	不得检出
	溶血性链球菌	—	不得检出
	大肠菌群	—	不得检出
环氧乙烷残留量（适用时）		μg/g	≤10
毒理学	皮肤刺激试验	—	极轻
	皮肤变态反应试验	—	极轻度
可萃取重金属	汞	mg/kg	≤1
	铅	mg/kg	≤10
	砷	mg/kg	≤2
	镉	mg/kg	≤5
甲醛		mg/kg	≤75
可迁移性荧光增白剂		—	无
邻苯二甲酸酯（DBP、BBP、DEHP）		%	总含量≤0.1
1）如初始污染菌超过表内数值，应相应提高杀灭指数，使达到本标准规定的细菌与真菌限值。			

微生物：医护级成人纸尿裤（片、垫）中严格控制的致病性化脓菌是指金黄色葡萄球菌、绿脓杆菌及溶血性链球菌等，一旦感染只能去专业医疗机构进行治疗；当然，对大肠杆菌、痢疾杆菌等致病微生物也是需要严加控制的。

对医护级纸尿裤中的致病微生物，可以通过以下方式予以控制：

（1）加强生产环境管理，对进入生产车间的原材料、物品予以严格控制，采取必要的消毒灭菌手段，防止这些致病微生物进入生产车间。

（2）生产人员在进入生产车间前，需采取洗手、穿工作服、通过风淋间等方法进行控制。

（3）制定并严格执行生产现场卫生管理制度，如要求在离开卫生局时进行消毒灭菌后才能再进入工作岗位。

（4）对已经包装好的产品，按照一定工艺流程进行消毒灭菌，如采用辐照消毒、化学气体消毒等方法。

可萃取重金属：医护级纸尿裤中的可萃取重金属指可以被人体皮肤吸收的重金属或重金属化合物，这些可萃取重金属指：

汞：俗称"水银"，其金属和化合物都有剧毒，因此需要予以严格控制。

铅：在自然界中，铅属于常见金属，由于铅极易氧化，所以一般都是以铅化合物形式存在；铅会对人的神经产生较大毒性，因此需要对铅的含量予以严格控制。

砷：俗称"砒霜"，是一种剧毒物质，可以通过皮肤、黏膜吸收。

镉：超量吸收会对人的神经产生毒害。

甲醛：是一种普遍存在于黏结剂中的物质，通常以气体形式出现，对人的眼睛、呼吸道以及神经都会产生不良影响，甚至有诱发癌症的可能性，是消费者比较熟悉也比较关注的有害物质（室内装修装饰过程中会使用黏结剂，或木材制品中含有甲醛），因此需要予以严格控制。

可迁移性荧光增白剂：曾经有报道，认为如果人体长期接触过量的荧光增白剂会增加过敏性皮炎的概率，引起阴部皮肤瘙痒甚至存在潜在的致癌因素，危害健康。

可迁移性荧光增白剂是指通过一定化学处理可以被溶出的荧光增白剂。荧光增白剂是一种广泛用于造纸、纺织、洗涤剂、卫生用品制造等产品中的色彩调理剂，具有增加制品白亮度的作用，按照 GB/T 27741—2011 使用紫外可见分光度计测定荧光增白剂分光度的方法是可靠的，因此，医护级纸尿裤标准中规定：7.2.6 可迁移性荧光增白剂：按 GB/T 27741—2011 第 5 章中规定的方法（紫外分析仪）测定。只要医护级纸尿裤产品生产企业严格按照 GB/T 27741 的规定进行测定，就可以做到完全符合医护级纸尿裤标准。

据中国造纸协会生活用纸委员会有关专家介绍，目前欧美国家没有对卫生用品等产品中荧光增白剂含量做出限定要求。

邻苯二甲酸酯（DBP、BBP、DEHP）：邻苯二甲酸酯属于增塑剂，使用范围十分广泛，纸尿裤原材料中的底膜、无纺布都需要使用增塑剂。由于增塑剂可能会对人体产生较大危害，世界各国包括我国现在都严格限制增塑剂的使用。

如在 2015 年 6 月，欧盟公报（OJ）发布 RoHS2.0 修订指令（EU）2015/863，正式将 DEHP、BBP、DBP、DIBP 列入附录Ⅱ限制物质清单中。此修订指令要求欧盟各成员国在该指令发布后，需在 2016 年 12 月 31 日前将此指令转为各国的法规并执行。

RoHS2.0 限制 4 种邻苯二甲酸酯检测仪 DEHP、BBP、DBP、DIBP 见表 5-4。

表 5-4　RoHS2.0 限制物质一览表

限制物质	限量（质量分数）/%
铅（Pb）	0.1
汞（Hg）	0.1
镉（Cd）	0.01
六价铬（Cr Ⅵ）	0.1
多溴联苯（PBB）	0.1
多溴联苯醚（PBDE）	0.1
邻苯二甲酸二（2－乙基己基）酯（DEHP）	0.1
邻苯二甲酸甲苯基丁酯（BBP）	0.1
邻苯二甲酸二丁基酯（DBP）	0.1
邻苯二甲酸二异丁酯（DIBP）	0.1

制定医护级纸尿裤团体标准考虑到，在纸尿裤生产过程中是需要使用增塑剂来完善产品性能，但是其前提是必须充分保证消费者的人身安全，因此规定，医护级纸尿裤中的邻苯二甲酸酯（DBP、BBP、DEHP）含量，必须符合相关标准的要求（邻苯二甲酸酯按GB/T 22048 进行测定）。

5.4　包装材料要求

5.4.1　包装所用原材料应符合相关法律法规及国家标准、行业标准的规定。

5.4.2　包装印刷油墨应符合相关法律法规及国家标准、行业标准的规定。

5.4.3　塑料包装、塑料复合包装材料卫生安全指标应符合表 3、表 4 的规定。

【条文解读】

包装环节是纸尿裤产品生产的最终工艺，因此也对其卫生安全性能作出规定。

医护级成人纸尿裤（片、垫）包装所用原材料应符合相关法律法规及国家标准、行业标准的要求。

产品包装一般分为产品外包装和产品内包装两类。

产品外包装是指用于产品仓储、运输、搬运过程中的包装，一般为瓦楞纸包装箱。

产品内包装也可以分为两类，一类是用于直接保护纸尿裤产品的小包装，一般塑料膜封装，便于使用者打开使用；另一类是一些企业为增加消费者的方便性，在产品小包装的外面再加一个可以装入多片纸尿裤的包装（包装盒或包装袋），以便于消费者在家里存放，可以防止在使用前出现意外沾染。

需要注意的是，产品内包装和外包装的使用功能是有差别的：纸尿裤产品外包装，重点考虑的是产品在贮存、运输、搬运过程中便于分类、保存；而产品内包装则重点考虑消费者在使用时需要了解的相关内容，如消毒等级、产品生产标准等必要信息（见图5-4）。

医护级成人纸尿裤（片、垫）包装印刷油墨应符合相关法律法规及国家标准、行业标准的要求。

依据QB/T 4751—2014《油墨分类》中的分类，油墨种类繁多，各个生产者所使用的不同包装印刷油墨，应符合相应的国家标准、行业标准。

如果采用含塑料成分的包装材料，则塑料包装、塑料复合包装材料卫生安全指标应该符合相关标准的规定。依据GB/T 10004—2008《包装用塑料复合膜、袋干法复合、挤出复合》、GB/T 26125—2011《电子电气产品六种限用物质（铅、汞、镉、六价铬、多溴联苯和多溴二苯醚）的测定》和GB/T 26572—2011《电子电气产品中限用物质的限量要求》中的相关指标要求来制定，明确规定了纸尿裤（片、垫）的塑料包装材

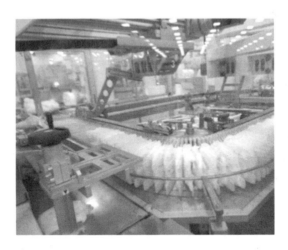

图 5-4　医护级成人纸尿裤全自动在线包装

料和塑料复合包装材料的卫生安全指标（见表 5-5、表 5-6）。

表 5-5　医护级成人纸尿裤塑料包装材料卫生安全指标一览表
（T/NAHIEM 002—2017 中 5.4.3 的表 3）

项目		单位	指标
总迁移量（水）	≤	mg/dm²	10
高锰酸钾消耗量 水（60℃，2h）	≤	mg/kg	10
脱色试验[a]		—	阴性
特定化学物质	铅 ≤	%	0.1
	镉 ≤	%	0.01
	汞 ≤	%	0.1
	六价铬 ≤	%	0.1
	多溴二苯醚 ≤	%	0.1
	多溴联苯 ≤	%	0.1
a 仅适用于添加了着色剂的产品。			

表5-6　医护级成人纸尿裤塑料复合包装材料卫生安全指标
(T/NAHIEM 002—2017 中 5.4.3 的表 4)

项目		单位	指标
甲苯二胺（4%乙酸）	≤	mg/L	0.004
高锰酸钾消耗量（水）	≤	mg/L	10
蒸发残渣（4%乙酸）	≤	mg/L	30
蒸发残渣（正乙烷）	≤	mg/L	30
蒸发残渣（65%乙醇）	≤	mg/L	30
重金属（以 Pb 计）	≤	mg/L	1
溶剂残留量总量	≤	mg/m^2	5.0
苯类溶剂		mg/m^2	不得检出

6　生产环境卫生要求

6.1　生产环境与过程卫生要求应符合 GB 15979 中第 9 章。

6.2　生产环境微生物指标应符合以下规定：

a）装配与包装车间空气中细菌菌落总数应≤1500cfu/m^3；

b）工作台表面细菌菌落总数应≤20cfu/cm^2；

c）工人手表面细菌菌落总数应≤200cfu/只手，并不得检出致病菌（致病菌见 GB 15979 中表 1）。

【条文解读】

GB 15979—2002《一次性使用卫生用品卫生标准》第 9 章"生产环境与过程卫生要求"明确规定了对一次性使用卫生用品产品的生产环境和过程卫生要求。而医护级成人纸尿裤的生产环境卫生要求更高。

医护级成人纸尿裤除对原材料进行严格控制外，对其生产环境、生产过程也提出了要求，以保证在纸尿裤的生产过程中也能够保持卫生安全。

从生产环境管理的角度看医护级纸尿裤的生产过程控制，需要从生产车间内部环境、包装设备、包装工作操作人员三方面进行全面控制，才能达到医护级纸尿裤的生产标准要求；如需要对医护级纸尿裤产品包装车间内的空气含菌量进行限制，空气中飞尘含量，因为一般致病微生物都是附着在空气中悬浮的微小颗粒上四处飘荡，因此只要降低空气中的飞尘含量就可以达到控制微生物进入生产车间的目的。医护级成人纸尿裤生产车间如图 5-5 所示。

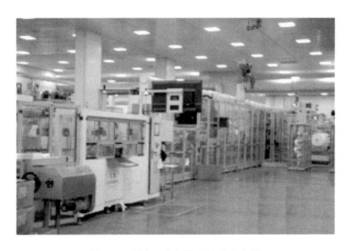

图 5-5　医护级成人纸尿裤生产车间

对纸尿裤生产环境中的微生物指标，则要求：

a）装配与包装车间空气中细菌菌落总数应≤1500cfu/m^3；

b）工作台表面细菌菌落总数应≤20cfu/cm^2；

c）工人手表面细菌菌落总数应≤200cfu/只手，并不得检出致病菌（致病菌见 GB 15979 表 1）。

对于工作台表面致病微生物菌落，可以采取对工作台进行紫外线消毒、使用消毒剂对工作台进行消毒等方法进行控制；对于包装操作人员的手部，可以采用使用洗手液（或肥皂等）清洁后用流动水流冲洗的办法来进行控制；同时对包装操作人员在出入洗手间也进行清洁消毒，可以从根本上消除包装操作人员可能对产品造成的污染。

第三节 医护级成人纸尿裤和检验方法

本节对医护级成人纸尿裤产品检验方法进行了解读。

---

7 检验方法

7.1 基本性能检验

7.1.1 回渗量、渗漏量、滑渗量：按 GB/T 28004 中规定的方法测定。

7.1.2 pH 值：按 GB/T 8939 规定的方法测定。

7.1.3 交货水分：按 GB/T 462 规定的方法测定。

7.2 卫生安全指标检验

7.2.1 微生物指标：按 GB 15979 规定的方法测定。

7.2.2 环氧乙烷残留量：按 GB 15979 规定的方法测定。

7.2.3 毒理学指标：按 GB15979 中附录 A《消毒技术规范》（第三版）第一分册《实验技术规范》中规定的方法测定。

7.2.4 可萃取重金属：其中铅、镉按 GB/T 17593.1 规定的方法来测定；砷、汞按 GB/T 17593.4 规定的方法测定。

7.2.5 甲醛：GB/T 2912.1 规定的方法测定。

7.2.6 可迁移性荧光增白剂：按 GB/T 27741—2011 中第 5 章规定的方法（紫外分析仪）测定。

7.2.7 邻苯二甲酸酯：按 GB/T 22048 规定的方法测定。

7.3 包装材料检验

7.3.1 总迁移量：按 GB 31604.8 规定的方法测定。

7.3.2 高锰酸钾消耗量：按 GB 31604.2 规定的方法测定。

7.3.3 脱色试验：按 GB 31604.7 规定的方法测定。

7.3.4 特定化学物质：按 GB/T 26572、GB/T 26125 规定的方法测定。

7.3.5 甲苯二胺：按 GB 31604.23 规定的方法测定。

7.3.6 蒸发残渣、重金属：按 GB 31604.8、GB 31604.9 规定的方法测定。

7.3.7 溶剂残留量：按 GB/T 10004 规定的方法测定。

【条文解读】

医护级成人纸尿裤的检验，除由生产企业自主进行的产品质量检验外，还需要委托第三方检测机构对其卫生指标进行检测、出具检验报告。

医护级成人纸尿裤的委托检验需进行基本性能检验、卫生安全指标检验、包装材料检验等三方面检验。

（1）基本性能检验包括回渗量、渗漏量、滑渗量测定；pH 值测定、交货水分测定。

（2）卫生安全指标检验包括：微生物指标测定、环氧乙烷残留量测定、毒理学指标测定、可萃取重金属（铅、镉、砷、汞）测定、甲醛含量测定、可迁移性荧光增白剂测定、邻苯二甲酸酯测定。

（3）包装材料检验包括：总迁移量测定、高锰酸钾消耗量测定、脱色试验测定、特定化学物质测定、甲苯二胺测定、蒸发残渣沉淀、重金属测定和溶剂残留量测定。

（4）为保证检验结果能够准确反映产品质量变化，该标准对检验批、出厂检验、型式检验以及抽样方法等检验规则做出了相关要求。并且"质量保证"条款中明确规定"产品经检验合格并附质量合格标识方可出厂。"

医护级纸尿裤除需要由纸尿裤生产企业自己组织质量检测外，还需要按相关标准的规定委托第三方检测机构对其卫生指标进行检测并且出具检验报告。

接受医护级纸尿裤卫生指标委托检测的第三方检测机构应该是具备相应检测资质的检测机构，需要按规定对送检的医护级纸尿裤样品进行检测。

8　检验规则

8.1　检验批的规定

8.1.1　当工艺流程、产品结构和原材料发生变化时，产品需要重新检验和判定。

8.1.2　以相同原料、相同工艺、相同规格的同类产品一次交货数量为一批，交收检验样本单位为件，每批不超过5000件。

8.2　检验

8.2.1　出厂检验

8.2.1.1　每批产品应经检验合格，出具检验证明方能出厂。

8.2.1.2　检验项目为 5.2、5.3 中微生物、可迁移性荧光增白剂和环氧乙烷残留量（适用时）。

8.2.2　型式检验

8.2.2.1　型式检验项目为 5.2、5.3 和 5.4 中规定的所有项目。型式检验报告有效期三年。

8.2.2.2　有下列情况之一者，应再次进行型式检验：

a）新产品试制定型时需进行型式检验；

b）材料、工艺有重大变更时；

c）国家质量监督机构提出进行型式检验要求时。

【条文解读】

本条对纸尿裤（片、垫）产品出厂交验的检验批作出规定，如果纸尿裤（片、垫）产品的工艺流程、产品结构、原材料等发生变化，需要按新产品的方式进行检验；而在原料、生产工艺、产品规格均相同时，可以作为一批交验，其中规定每批交验的数量不得超过 5000 件；如超过 5000 件则需另外进行批量检验。

8.3　抽样方法

从一批产品中，随机抽取 3 件产品，从每件中抽取 3 包（每包按 10 片计）样品，共计 9 包样品。其中 2 包用于微生物检验，4 包用于微生物检验复查，3 包用于其他性能检验。

8.4　判定规则

当检验项目符合本标准要求时，则判定产品为合格；当检验项目不符合本标准要求时，则判定产品为不合格。

8.5　质量保证

产品经检验合格并附质量合格标识方可出厂。

【条文解读】

本条规定了合格的医护级成人纸尿裤产品出厂质量的判定规则：符合医护级成人纸尿裤（片、垫）要求。同时，还规定了医护级成人纸尿裤（片、垫）生产企业应保证产品质量符合本标准的要求，医护级成人纸尿裤（片、垫）经检验合格并附质量合格标识方可出厂。

建议在医护级纸尿裤的产品合格证上明确标示"本产品按医护级纸尿裤生产标准生产及检测合格"等类似字样，与包装上的医护级卫生用品标准号对应。

第四节　医护级成人纸尿裤产品的标志、包装、运输、贮存

本节对医护级成人纸尿裤产品的标志、包装、运输、贮存等方面进行了解读。

9　标志、包装、运输、贮存

9.1　产品销售标识及包装

9.1.1　产品销售包装上应标明以下内容：

a）产品名称、执行标准编号、商标；

> b）企业名称、地址、联系方式；
>
> c）产品规格、内置数量；
>
> d）纸尿裤应标注规格、适用臀围；纸尿片和纸尿垫（护理垫）应标注规格尺寸。
>
> e）生产日期和保质期或生产批号和限期使用日期；
>
> f）主要生产原料；
>
> g）产品应标明消毒方法与有效期限，包装上的各种标识信息清晰且不易褪去。
>
> 9.1.2 已有销售包装的成品放于外包装中。外包装上应标明产品名称、企业（或经销商）名称和地址、内装数量等。外包装上应标明运输及贮存条件。

【条文解读】

产品标志是消费者辨别不同产品的主要手段，也是工商管理部门、技术监督部门监督产品质量的依据，因此，该标准对医护级成人纸尿裤的标志、内外包装以及运输与贮存条件制定了相关要求：包括了产品销售标识及包装的要求；在产品销售的内、外包装上应标明如产品名称、执行标准编号、商标；企业名称、地址、联系方式；产品规格、内置数量；纸尿裤应标注规格、适用臀围；纸尿片和纸尿垫（护理垫）应标注规格尺寸；生产日期和保质期或生产批号和限期使用日期；主要生产原料；产品应标明消毒方法与有效期限，包装上的各种标识信息清晰且不易褪去。

对医护级成人纸尿裤的外包装规定：外包装上应标明产品名称、企业（或经销商）名称和地址、内装数量等。外包装上应标明运输及贮存条件。

9.2 产品运输和贮存

9.2.1 产品在运输过程中应使用具有防护措施的洁净的工具，防止重压、碰撞及避免浸水。

9.2.2 产品的贮存应符合以下条件：

9.2.2.1 保存产品的场所应干燥、通风，采取必要的防潮措施。

9.2.2.2 产品应防止阳光直射。

9.2.2.3 保存产品的场所应设置防鼠、防虫设施。

9.2.2.4 保存产品的场所内不得同时存放有污染或有毒化学品的物品。

10 质量控制要求

10.1 企业应制定产品的质量保证规范性文件，并予以有效实施。

10.2 如企业获得了相关管理体系认证，应予以有效运行。

【条文解读】

本标准对医护级纸尿裤生产企业是否建立与有效运行相关管理体系认证如 ISO 9000 质量管理体系 QMS 认证作出了专门规定。

医护级纸尿裤生产企业如果能够建立并保持质量管理体系等管理体系运行，就可以实现对企业内各部门、各环节的质量管理活动严密组织和控制，形成一个可以为医护级纸尿裤标准保驾护航的质量管理有机整体，通过质量管理体系认证，说明医护级纸尿裤产品生产企业的质量管理活动得到了相关认证机构的认可，说明医护级纸尿裤产品生产企业的质量过来活动能够得以实现切实管理。

在质量控制上要求建立起完整且有效运行的产品质量管理体系，是保证产品质量的有效手段，为此，在医护级成人纸尿裤标准中，对企业建立产品质量管理体系专门规定：包括企业应制定产品的质量保证规范性文件，并予以有效实施；如企业获得了相关管理体系认证，应予以有效运行。

如果医护级纸尿裤生产企业不仅获得了质量管理体系认证等认证，而且通过了卫生用品安全认证，那就说明这个企业不仅对医护级纸尿裤的质量管理实现了有效管理，而且在有效运行的质量管理体系控制下，医护级纸尿裤的产品本身质量也得以完整体现，企业质量管理的成果已经落实到医护级纸尿裤产品中。

第六章

医护级婴幼儿纸尿裤标准与现行国家标准对比

为便于消费者、生产企业、卫生用品产品检测机构及有关部门应用医护级纸尿裤团体标准，本章把与医护级婴幼儿纸尿裤团体标准相关的标准指标内容进行对照。

第一节　医护级婴幼儿纸尿裤团体标准与纸尿裤国家标准相关指标对照

本节对医护级婴幼儿纸尿裤与纸尿裤国家标准的相关指标进行了对照，以便理解，见表6-1。

表6-1　T/NAHIEM 001—2017《医护级婴幼儿纸尿裤（片）》与
GB/T 28004—2011《纸尿裤（片、垫）》对比

内容 标准	T/NAHIEM 001—2017《医护级婴幼儿纸尿裤（片）》	GB/T 28004—2011《纸尿裤（片、垫）》
范围	本标准规定了对医护级婴幼儿纸尿裤、纸尿片的产品分类、技术要求、试验方法、检验规则及标识、包装、运输、贮存。	本标准规定了婴幼儿及成人用纸尿裤、纸尿片、纸尿垫（护理垫）的产品分类、技术要求、试验方法、检验规则及标志、包装、运输、贮存。 本标准适用于由外包覆材

表 6-1（续）

内容	标准	T/NAHIEM 001—2017《医护级婴幼儿纸尿裤（片）》	GB/T 28004—2011《纸尿裤（片、垫）》
范围		本标准适用于由外包覆材料、内置吸收层、防漏底膜等制成的一次性使用的医护级纸尿裤和纸尿片	料、内置吸收层、防漏底膜等制成一次性使用的纸尿裤、纸尿片和纸尿垫（护理垫）。 本标准不适于成人轻度失禁用产品，如呵护巾等
术语和定义		3.1 　医护级 　指产品的卫生安全指标和其他特性高于普通级和消毒级。 　注：普通级和消毒级见 GB 15979 要求。 3.2 　吸收时间 　纸尿裤（片）吸收一定量液体所需的时间。	3.1 　滑渗量　topsheet run-off 　一定量的测试溶液流经斜置试样表面时未被吸收的体积。 3.2 　回渗量　rewet 　试样吸收一定量的测试溶液后，在一定压力下，返回面层的测试溶液质量。 3.3 　渗漏量　leakage 　试样吸收一定量的测试溶液后，在一定压力下，透过防漏底膜的测试溶液质量。
产品分类		产品分为纸尿裤和纸尿片。 4.1　纸尿裤分类与规格按 GB/T 33280 的规定。 4.2　纸尿片分类与规格按 GB/T 28004 的规定。	4.1　按产品结构分为纸尿裤、纸尿片和纸尿垫（护理垫）。 4.2　纸尿裤和纸尿片按产品规格可分为小号（S 型）、中号（M 型）、大号（L 型）等不同型号。

基本性能		婴儿纸尿裤	婴儿纸尿片	婴儿纸尿裤	婴儿纸尿片
	回渗量/g	≤3.0		≤10.0	≤15.0
	渗漏量/g	≤0.5		≤0.5	
	滑渗量/mL	≤2.0		≤20	
	一次吸收时间/s	≤25.0		无要求	
	二次吸收时间/s	≤30.0			
	三次吸收时间/s	≤40.0			

表6-1（续）

内容 \ 标准		T/NAHIEM 001—2017《医护级婴幼儿纸尿裤（片）》	GB/T 28004—2011《纸尿裤（片、垫）》
基本性能	pH 值	5.0～8.0	4.0～8.0
	交货水分/％	≤10.0	≤10.0
感官性能要求		5.3.1　医护级婴幼儿纸尿裤（片）外观必须整洁，符合该卫生用品固有性状，不得有异常气味与异物。	5.2　纸尿裤、纸尿片和纸尿垫（护理垫）应洁净，不掉色，防漏底膜完好，无硬质块，无破损等，手感柔软，封口牢固；松紧带粘合均匀，固定贴位置符合使用要求；在渗透性能试验时内置吸收层物质不应大量渗出。
原料要求		5.1　原材料要求 5.1.1　不应使用废弃回收原料生产医护级婴幼儿纸尿裤产品。 5.1.2　所使用的原材料应符合以下标准要求： 5.1.2.1　绒毛浆应符合 GB/T 21331 的规定。 5.1.2.2　高吸收性树脂应符合 GB/T 22905 的规定。 5.1.2.3　吸水衬纸应符合 QB/T 4508 的规定。 5.1.2.4　无尘纸应符合 GB/T 24292 的规定。 5.1.2.5　无纺布面层应符合 GB/T 30133 的规定。 5.1.2.6　热熔胶应符合 HG/T 3698 的规定。 5.1.2.7　底膜符合 GB/T 27740 和 GB/T 4744 的规定。	5.4　纸尿裤、纸尿片和纸尿垫（护理垫）所使用原料：绒毛浆应符合 GB/T 21331 的规定，高吸收性树脂应符合 GB/T 22905 的规定。不应使用回收原料生产纸尿裤、纸尿片和纸尿垫（护理垫）。

表 6-1（续）

标准 内容	T/NAHIEM 001—2017《医护级婴幼儿纸尿裤（片）》	GB/T 28004—2011《纸尿裤（片、垫）》
试验方法	7.1.2 一次、二次、三次吸收时间：按附录 A 中规定的方法测定。	无要求
检验规则	8.1 检验批的规定 8.1.1 当工艺流程、产品结构和原材料发生变化时，产品需要重新检验和判定。 8.1.2 以相同原料、相同工艺、相同规格的同类产品一次交货数量为一批，交收检验样本单位为件，每批不超过 5000 件。 8.2 检验 8.2.1 出厂检验 8.2.1.1 每批产品应经检验合格，出具检验证明方能出厂。 8.2.1.2 检验项目为 5.2、5.3 中微生物和可迁移性荧光增白剂。 8.2.2 型式检验 8.2.2.1 型式检验项目为 5.2、5.3 和 5.4 中规定的所有项目。型式检验报告有效期三年。 8.2.2.2 有下列情况之一者，应再次进行型式检验：	7.1 检验批的规定 以相同原料、相同工艺、相同规格的同类产品一次交货数量为一批，交收检验样本单位为件，每批不超过 5000 件。 7.2 抽样方法 从一批产品中，随机抽取 3 件产品，从每件中抽取 3 包（每包按 10 片计）样品，共计 9 包样品。其中 2 包用于微生物检验，4 包用于微生物检验复查，3 包用于其他性能检验。 7.3 判定规则 当检验产品符合本标准第 5 章全部技术要求时，则判为批合格；当这些检验项目中任一项出现不合格时，则判为批不合格。
试验方法	新产品试制定型时需进行型式检验；	7.4 质量保证 产品经检验合格并附质量合格标识方可出厂。

表 6-1 （续）

内容 \ 标准	T/NAHIEM 001—2017《医护级婴幼儿纸尿裤（片）》	GB/T 28004—2011《纸尿裤（片、垫）》
试验方法	b）材料、工艺有重大变更时； c）国家质量监督机构提出进行型式检验要求时。 8.3　抽样方法 　　从一批产品中，随机抽取 3 件产品，从每件中抽取 3 包（每包按 10 片计）样品，共计 9 包样品。其中 2 包用于微生物检验，4 包用于微生物检验复查，3 包用于其他性能检验。 8.4　判定规则 　　当检验项目符合本标准要求时，则判定产品为合格；当检验项目不符合本标准要求时，则判定产品为不合格。 8.5　质量保证 　　产品经检验合格并附质量合格标识方可出厂。	
产品销售标识及包装	9.1.1　产品销售包装上应标明以下内容： 　　a）产品名称、执行标准编号、商标； 　　b）企业名称、地址、联系方式； 　　c）产品规格、内置数量； 　　d）婴幼儿产品应标注适用体重范围； 　　e）生产日期和保质期或生产批号和限期使用日期；	8.1.1　产品销售包装上应标明以下内容： 　　a）产品名称、执行标准编号、商标； 　　b）企业名称、地址、联系方式； 　　c）产品规格，内装数量； 　　d）婴儿产品应标注适用体重，成人产品应标注尺寸或适用腰围；

表 6-1（续）

标准 内容	T/NAHIEM 001—2017《医护级婴幼儿纸尿裤（片）》	GB/T 28004—2011《纸尿裤（片、垫）》
产品销售标识及包装	f）主要生产原料； g）产品应标明消毒方法与有效期限，并在包装上的各种标识信息清晰且不易褪去。 9.1.2 已有销售包装的成品放于外包装中。外包装上应标明产品名称、企业（或经销商）名称和地址、内装数量等。外包装上应标明运输及贮存条件。	e）生产日期和保质期或生产批号和限期使用日期； f）主要生产原料； g）消毒级产品应标明消毒方法与有效期限，并在包装主视面上标注"消毒级"字样。 8.1.2 产品的销售包装应能保证产品不受污染。销售包装上的各种标识信息清晰且不易褪去。
产品运输和贮存	9.2.1 产品在运输过程中应使用具有防护措施的洁净的工具，防止重压、碰撞及避免浸水。 9.2.2 产品的贮存应符合以下条件： 9.2.2.1 保存产品的场所应干燥、通风，采取必要的防潮措施。 9.2.2.2 产品应防止阳光直射。 9.2.2.3 保存产品的场所应设置防鼠、防虫设施。 9.2.2.4 保存产品的场所内不得同时存放有污染或有毒化学品的物品。	8.2.1 已有销售包装的成品放于外包装中。外包装上应标明产品名称、企业（或经销商）名称和地址、内装数量等。外包装上应标明运输及贮存条件。 8.2.2 产品在运输过程中应使用具有防护措施的洁净的工具，防止重压、尖物碰撞及日晒雨淋。 8.2.3 成品应保存在干燥通风，不受阳光直接照射的室内，防止雨雪淋袭和地面湿气的影响，不得与有污染或有毒化学品共存。
质量控制要求	10.1 企业应制定产品的质量保证规范性文件，并予以有效实施。 10.2 如企业获得了相关管理体系认证，应予以有效运行。	无要求

第二节　医护级婴幼儿纸尿裤团体标准与一次性卫生用品国家标准相关指标对照

本节对医护级婴幼儿团体标准与一次性卫生用品国家标准相关条款进行了解读，以便读者理解，见表6-2。

表 6-2　T/NAHIEM 001—2017《医护级婴幼儿纸尿裤（片）》与
GB 15979—2002《一次性使用卫生用品卫生标准》对比

	T/NAHIEM 001—2017《医护级婴幼儿纸尿裤（片）》	GB 15979—2002《一次性使用卫生用品卫生标准》
范围	本标准规定了对医护级婴幼儿纸尿裤、纸尿片的产品分类、技术要求、试验方法、检验规则及标识、包装、运输、贮存。 本标准适用于由外包覆材料、内置吸收层、防漏底膜等制成的一次性使用的医护级纸尿裤和纸尿片。	本标准规定了一次性使用卫生用品的产品和生产环境卫生标准、消毒效果生物监测评价标准和相应检验方法，以及原材料与产品生产、消毒、贮存、运输过程卫生要求和产品标识要求。 本标准适用于国内从事一次性使用卫生用品的生产与销售的部门、单位或个人，也适用于经销进口一次性使用卫生用品的部门、单位或个人。

表 6-2（续）

	T/NAHIEM 001—2017《医护级婴幼儿纸尿裤（片）》	GB 15979—2002《一次性使用卫生用品卫生标准》
术语和定义	3.1 医护级 指产品的卫生安全指标和其他特性高于普通级和消毒级。 注：普通级和消毒级见 GB 15979 要求。 3.2 吸收时间 纸尿裤（片）吸收一定量液体所需要的时间。	一次性使用卫生用品 使用一次后即丢弃的、与人体直接或间接接触的、并为达到人体生理卫生或卫生保健（抗菌或抑菌）目的而使用的各种日常生活用品，产品性状可以是固体也可以是液体。例如，一次性使用手套或指套（不包括医用手套或指套）、纸巾、湿巾、卫生湿巾、电话膜、帽子、口罩、内裤、妇女经期卫生用品（包括卫生护垫）、尿布等排泄物卫生用品（不包括皱纹卫生纸等厕所用纸）、避孕套等，在本标准中统称为"卫生用品"。
	初始污染菌 1) ———	≤10000cfu/g
微生物	细菌菌落总数 ≤20cfu/g 或 20cfu/mL	≤20cfu/g 或 20cfu/mL
	真菌菌落总数 不得检出	不得检出
	金黄色葡萄球菌 不得检出	不得检出
	绿脓杆菌 不得检出	不得检出
	溶血性链球菌 不得检出	不得检出
	大肠菌群 不得检出	不得检出
注 1)		

表 6-2 （续）

		T/NAHIEM 001—2017《医护级婴幼儿纸尿裤（片）》	GB 15979—2002《一次性使用卫生用品卫生标准》
微生物	沙门式菌	不得检出	无要求
	梭状芽胞杆菌	不得检出	
	耐胆汁酸革兰式阴性菌	不得检出	
	白色假丝酵母菌	不得检出	
环氧乙烷残留量（适用时）		不得采用环氧乙烷消毒	$\leqslant 250 \mu g/g$
毒理	皮肤刺激试验	极轻	无刺激反映
	皮肤变态反应试验	极轻度	无
可萃取重金属/（mg/kg）	铅	$\leqslant 2.0$	无要求
	镉	$\leqslant 0.1$	
	六价铬	$\leqslant 0.5$	
	砷	$\leqslant 0.1$	
	汞	$\leqslant 0.01$	
	锑	$\leqslant 1.0$	
	镍	$\leqslant 0.5$	
甲醛/（mg/kg）		$\leqslant 20$	无要求
可迁移性荧光增白剂		无	无要求
增塑剂/（%）	邻苯二甲酸二丁酯（DBP）	$\leqslant 0.003$（W/W）	无要求
	邻苯二甲酸丁苄酯（BBP）	$\leqslant 0.003$（W/W）	
	邻苯二甲酸二（2—乙基）已酯（DEHP）	$\leqslant 0.003$（W/W）	

表 6-2（续）

		T/NAHIEM 001—2017《医护级婴幼儿纸尿裤（片）》	GB 15979—2002《一次性使用卫生用品卫生标准》
增塑剂/（%）	邻苯二甲酸二正辛酯	≤0.003（W/W）	
	邻苯二甲酸二异壬酯	≤0.010（W/W）	
	邻苯二甲酸二异奎酯	≤0.010（W/W）	
塑料包装卫生安全指标要求	总迁移量（水）/（mg/dm²）≤	10	无要求
	高锰酸钾消耗量/（mg/kg），水（60℃，2h）≤	10	
	脱色试验	阴性	
	特定化学物质　铅/%≤	0.1	
	镉/%≤	0.01	
	汞/%≤	0.1	
	六价铬/%≤	0.1	
	多溴二苯醚/%≤	0.1	
	多溴联苯/%≤	0.1	
塑料复合包装卫生安全指标要求	甲苯二胺（4%乙酸）≤	0.004mg/L	无要求
	高锰酸钾消耗量（水）≤	5.0mg/L	
	蒸发残渣（4%乙酸）≤	15mg/L	

表 6-2（续）

		T/NAHIEM 001—2017《医护级婴幼儿纸尿裤（片）》	GB 15979—2002《一次性使用卫生用品卫生标准》
塑料复合包装卫生安全指标要求	蒸发残渣（正乙烷）/（mg/L）≤	15	
	蒸发残渣（65％乙醇）/（mg/L）≤	15	
	重金属（以Pb计）/（mg/L）≤	1.0	
	溶剂残留量总量/（mg/㎡）≤	2.0	
	苯类溶剂≤	不得检出	
生产环境要求	装配与包装车间空气中细菌菌落总数/（cfu/m³）	≤1000	≤2500
	工作台表面细菌菌落总数/（cfu/cm²）	≤20	≤20
	工人手表面细菌菌落总数/（cfu/只手）	≤100	≤300 并不得检出致病菌
	车间温度/℃	18～28	无要求
产品销售标识及包装		9.1.1 产品销售包装上应标明以下内容： a）产品名称、执行标准编号、商标； b）企业名称、地址、联系方式； c）产品规格、内置数量； d）婴幼儿产品应标注适用体重范围； e）生产日期和保质期或生产批号和限期使用日期； f）主要生产原料；	12.1 产品标识应符合《中华人民共和国产品质量法》的规定，并在产品包装上标明执行的卫生标准号以及生产日期和保质期（有效期）或生产批号和限定使用日期。

表 6-2（续）

	T/NAHIEM 001—2017《医护级婴幼儿纸尿裤（片）》	GB 15979—2002《一次性使用卫生用品卫生标准》
产品销售标识及包装	g）产品应标明消毒方法与有效期限，并在包装上的各种标识信息清晰且不易褪去。 9.1.2 已有销售包装的成品放于外包装中。外包装上应标明产品名称、企业（或经销商）名称和地址、内装数量等。外包装上应标明运输及贮存条件。	12.2 消毒级产品还应在销售包装上注明"消毒级"字样以及消毒日期和有效期或消毒批号和限定使用日期，在运输包装上标明"消毒级"字样以及消毒单位与地址、消毒方法、消毒日期和有效期或消毒批号和限定使用日期。
产品运输和贮存	9.2.1 产品在运输过程中应使用具有防护措施的洁净的工具，防止重压、碰撞及避免浸水。 9.2.2 产品的贮存应符合以下条件： 9.2.2.1 保存产品的场所应干燥、通风，采取必要的防潮措施。 9.2.2.2 产品应防止阳光直射。 9.2.2.3 保存产品的场所应设置防鼠、防虫设施。 9.2.2.4 保存产品的场所内不得同时存放有污染或有毒化学品的物品。	11.1 执行卫生用品运输或贮存的单位或个人，应严格按照生产者提供的运输与贮存要求进行运输或贮存。 11.2 直接与产品接触的包装材料必须无毒、无害、清洁，产品的所有包装材料必须具有足够的密封性和牢固性以达到保证产品在正常的运输与贮存条件下不受污染的目的。
质量控制要求	10.1 企业应制定产品的质量保证规范性文件，并予以有效实施。 10.2 如企业获得了相关管理体系认证，应予以有效运行。	无要求

96

第七章
《医护级婴幼儿纸尿裤（片）》
团体标准解读

　　婴幼儿纸尿裤（片）的使用对象是最弱小的人群体——不能自主表达自己意愿的被照护群体，与相关国家标准相比较，突出与婴幼儿身体特点相符的特征，提高了标准的相关指标。

　　本章介绍医护级婴幼儿纸尿裤（片）标准的主要内容。

第一节　医护级婴幼儿纸尿裤标准的范围、引用文件及术语

　　本节对标准的范围、引用文件及术语进行了解读。

1　范围

　　本标准规定了对医护级婴幼儿纸尿裤、纸尿片的产品分类、技术要求、试验方法、检验规则及标识、包装、运输、贮存。

　　本标准适用于由外包覆材料、内置吸收层、防漏底膜等制成的一次性使用的医护级纸尿裤和纸尿片。

【条文解读】

　　本章给出了《医护级婴幼儿纸尿裤（片）》团体标准的基本内容框架，主要包括医护级婴幼儿纸尿裤、纸尿片的产品分类、技术要

求、试验方法、检验规则及标识、包装、运输、贮存等方面的要求。

本章主要从医护级婴幼儿纸尿裤（片）产品的结构、工艺和分类等方面解读《医护级婴幼儿纸尿裤（片）》团体标准。

1. 结构

医护级婴幼儿纸尿裤（片）由面层、内吸收层、防渗底膜等组成（见图7-1，图7-2）；婴幼儿纸尿裤的原材料要求中，取消了对离型纸的要求。

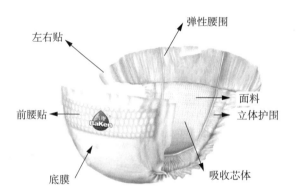

图 7-1　婴幼儿纸尿裤结构示意图

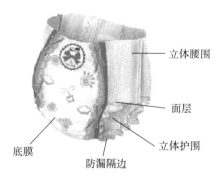

图 7-2　内裤型婴幼儿纸尿裤结构示意图

2. 工艺

医护级婴幼儿纸尿裤经专用机械成型（见图 7-3）。

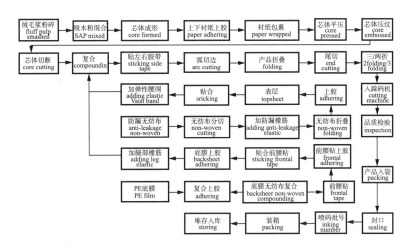

图 7-3 婴幼儿纸尿裤生产工艺流程图

3. 分类

医护级婴幼儿纸尿裤分为婴幼儿纸尿裤和婴幼儿纸尿片两个类型。

2 规范性引用文件

下列文件对于本文件的应用是必不可少的。凡是注日期的引用文件，仅所注日期的版本适用于本文件。凡是不注日期的引用文件，其最新版本（包括所有的修改单）适用于本文件。

GB/T 462 纸、纸板和纸浆分析试样水分的测定

GB/T 2912.1 纺织品　甲醛的测定　第 1 部分：游离和水解的甲醛（水萃取法）

GB/T 10004 包装用塑料复合膜、袋　干法复合、挤出复合

GB 15979 一次性使用卫生用品卫生标准

GB/T 17593.1 纺织品　重金属的测定　第 1 部分：原子吸收分光光度法

GB/T 17593.4 纺织品　重金属的测定　第 4 部分：砷、汞原子荧光分光光度法

GB/T 22048 玩具及儿童用品中特定邻苯二甲酸酯增塑剂的测定

GB/T 26125 电子电气产品　六种限用物质（铅、汞、镉、六价铬、多溴联苯和多溴二苯醚）的测定（IEC 62321：2008，IDT）

GB/T 26572 电子电气产品中限用物质的限量要求

GB/T 27741 纸和纸板可迁移性荧光增白剂的测定

GB/T 28004 纸尿裤（片、垫）

GB 31604.2 食品安全国家标准　食品接触材料及制品　高锰酸钾消耗量的测定

GB 31604.7 食品安全国家标准食品接触材料及制品脱色试验

GB 31604.8 食品安全国家标准　食品接触材料及制品　总迁移量的测定

GB 31604.9 食品安全国家标准　食品接触材料及制品　食品模拟物中重金属的测定

GB 31604.23 食品安全国家标准　食品接触材料及制品　复合食品接触材料中二氨基甲苯的测定

GB/T 33280 纸尿裤规格与尺寸

欧洲药典 8.026.13

【条文解读】

本章给出了医护级婴幼儿纸尿裤（片）团体标准中规范性引用的文件清单。这些文件为标准条文的引用，已构成为本标准必不可少的文件。本标准所引用的相关标准的相关内容，对医护级婴幼儿

纸尿裤（片）产品的各项指标具有同等作用，是本标准的重要组成部分，因此医护级婴幼儿纸尿裤（片）产品在执行本标准的同时，还应当执行本标准所引用的标准。

引用相关标准的目的在于构成一个相互支持的标准系统，通过在本标准中引用已发布实施的标准，让医护级产品在服务消费者之前能够达到指标要求，有据可查，规范行业，同时也便于国家相关部门及消费者对医护级产品进行监督和监管。

本章中引用的规范性文件介绍如下：

（1）本标准中医护级婴幼儿纸尿裤（片）的范围、分类、基本性能要求、检验规则等章节中部分指标引用 GB/T 28004—2011《纸尿裤（片、垫)》的相关规定；

（2）本标准中医护级婴幼儿纸尿裤（片）的卫生安全性能指标、生产环境与过程卫生要求及相关检验方法标志、包装、运输及贮存等方面要求引用 GB 15979—2002《一次性使用卫生用品卫生标准》的相关规定；

（3）本标准中医护级婴幼儿纸尿裤（片）的塑料复合包装材料甲苯二胺、溶剂残留总量和苯类溶剂指标要求引用了 GB/T 10004—2008《包装用塑料复合膜、袋　干法复合、挤出复合》的相关规定；

（4）本标准中医护级婴幼儿纸尿裤（片）的水分含量的测试方法，引用了 GB/T 462—2008《纸、纸板和纸浆分析试样水分的测定》的相关规定。

（5）本标准中医护级婴幼儿纸尿裤（片）的游离甲醛含量的测定，引用了 GB/T 2912.1—2009《纺织品　甲醛的测定　第 1 部分：游离和水解的甲醛（水萃取法)》的相关规定。

（6）本标准中医护级婴幼儿纸尿裤（片）的可萃取重金属铅、镉、锑、镍含量的测定，引用了 GB/T 17593.1—2006《纺织品　重

金属的测定　第 1 部分：原子吸收分光光度法》的相关规定。

（7）本标准中医护级婴幼儿纸尿裤（片）的砷、汞等重金属含量的测定，引用了：GB/T 17593.4—2006《纺织品　重金属的测定　第 4 部分：砷、汞原子荧光分光光度法》的相关规定。

（8）本标准中医护级婴幼儿纸尿裤（片）的邻苯二甲酸酯增塑剂含量的测定，引用了 GB/T 22048—2015《玩具及儿童用品中特定邻苯二甲酸酯增塑剂的测定》的相关规定。

（9）本标准中包装材料卫生安全指标中的铅、汞、镉、六价铬、多溴联苯和多溴二苯醚含量的测定，引用了 GB/T 26125—2011《电子电气产品　六种限用物质（铅、汞、镉、六价铬、多溴联苯和多溴二苯醚）的测定（IEC 62321：2008，IDT）》的相关规定。

（10）本标准中医护级婴幼儿纸尿裤（片）可迁移性荧光增白剂含量的测定，引用了 GB/T 27741—2011《纸和纸板　可迁移性荧光增白剂的测定》的相关规定。

（11）本标准中医护级婴幼儿纸尿裤（片）规格与尺寸的要求，引用了 GB/T 33280—2016《纸尿裤规格与尺寸》的相关规定。

（12）本标准中医护级婴幼儿纸尿裤（片）产品好氧细菌总数、霉菌和酵母菌总数、大肠埃希式菌、沙门式菌、金黄色葡萄球菌、梭状芽胞杆菌、耐胆汁酸革兰氏阴性菌、绿脓杆菌、白色假丝酵母菌的要求，引用了欧洲药典 8.026.13 的相关规定。

（13）本标准医护级婴幼儿纸尿裤（片）中的包装材料性能检测引用了《食品安全国家标准食品接触材料及制品》系列国家标准的相关内容。

3 术语和定义

下列术语和定义适用于本文件。

3.1 医护级

指产品的卫生安全指标和其他特性高于普通级和消毒级。

注：普通级和消毒级见 GB 15979 要求。

3.2 吸收时间

纸尿裤（片）吸收一定量液体所需要的时间。

【条文解读】

本条对医护级婴幼儿纸尿裤（片）产品所应当具备的各项指标和特性作出了规定，指出医护级卫生用品产品的卫生安全指标和其他特性均应高于普通级卫生用品产品和消毒级卫生用品产品，普通级卫生用品产品和消毒级卫生用品产品的卫生安全指标依据 GB 15979—2002 《一次性使用卫生用品卫生标准》的要求。其重要意义在于：在"普通级"和"消毒级"卫生用品的卫生等级系列中，增加了"医护级"卫生用品系列，为消费者增加了新的选择，对照表 7-1 所示。

表 7-1　纸尿裤消毒级别对照表

GB 15979—2002《一次性使用卫生用品卫生标准》	T/NAHIEM 001—2017《医护级婴幼儿纸尿裤（片）》T/NAHIEM 002—2017《医护级成人纸尿裤（片、垫）》
1 普通级 2 消毒级 （注：见 GB 15979—2002 的表 1）	1 普通级 2 消毒级 3 医护级

本条还对医护级产品的吸收时间作出了定义，补充了国标对此指标的规定。

第二节　医护级婴幼儿纸尿裤的产品分类及根本要求

本节对医护级婴幼儿纸尿裤的产品分类及相关技术要求进行了解读。

4　产品分类与规格

产品分为纸尿裤和纸尿片。

4.1　纸尿裤分类与规格按 GB/T 33280 的规定。

4.2　纸尿片分类与规格按 GB/T 28004 的规定。

【条文解读】

本条规定了医护级婴幼儿纸尿裤（片）产品的分类。医护级婴幼儿纸尿裤（片）产品可以分为：

按产品规格不同分为：NB 码、S 码、M 码、L 码、XL 码、XXL 码；

按产品性能不同分为：医护级婴幼儿纸尿裤、医护级婴幼儿纸尿片。

5.1　原材料要求

5.1.1　不应使用废弃回收原料生产医护级婴幼儿纸尿裤产品。

5.1.2　所使用的原材料应符合以下标准要求：

> 5.1.2.1 绒毛浆应符合 GB/T 21331 的规定。
>
> 5.1.2.2 高吸收性树脂应符合 GB/T 22905 的规定。
>
> 5.1.2.3 吸水衬纸应符合 QB/T 4508 的规定。
>
> 5.1.2.4 无尘纸符合 GB/T 24292 的规定。
>
> 5.1.2.5 无纺布面层应符合 GB/T 30133 的规定。
>
> 5.1.2.6 热熔胶应符合 HG/T 3698 的规定。
>
> 5.1.2.7 底膜符合 GB/T 27740 和 GB/T 4744 的规定。

【条文解读】

本条对医护级婴幼儿纸尿裤（片）原材料的要求作出明确的规定，规定不应使用废弃回收原料生产医护级婴幼儿纸尿裤、纸尿片产品。生产医护级婴幼儿纸尿裤（片）产品应符合相应法律法规、国家标准及行业标准的规定。

GB/T 21331—2008《绒毛浆》适用于生产一次性卫生用品的原料绒毛浆，将绒毛浆分为全处理浆、半处理浆和未处理浆并规定了绒毛浆的技术指标（定量偏差、紧度、耐破指数、亮度、二氯甲烷抽出物、干蓬松度、吸水时间、吸水量、尘埃度、交货水分等）、试验方法，其中绒毛浆的卫生要求执行 GB 15979—2002《一次性使用卫生用品卫生标准》。

GB/T 22905—2008《高吸收性树脂》适用于各类纸尿裤用聚丙烯酸盐类高吸收性树脂。对其技术指标包括残留单体（丙烯酸）、挥发物含量、pH 值、粒度分布、密度、吸收速度和吸收量均做了规定。

QB/T 4508—2013《卫生用品用吸水衬纸》使用于包覆纸尿裤、卫生护垫、纸尿裤、纸尿片等卫生用品中绒毛浆和高分子吸水树脂用的吸水衬纸。规定了卫生用品用吸水衬纸不应使用任何回收纸、纸张印刷品、纸制品及其他回收纤维状物质作原料，其技术指标包括定量、亮度（白度）、横向吸液高度、抗张指数（纵向、横向）、纵向湿抗张强度、纵向伸长率、洞眼、尘埃度、pH 值、交货水分等，微生物指标应符合 GB 15979—2002《一次性使用卫生用品卫生标准》。

GB/T 24292—2009《卫生用品用无尘纸》适用于加工一次性使用卫生用品的无尘纸，包括含有高吸收性树脂的合成无尘纸和不含高吸收性树脂的普通无尘纸，不包括由无纺布、PE 膜等材料复合而成的复合无尘纸。规定废弃的卫生用品不应作为无尘纸的原材料或其半成品，规定了无尘纸的技术指标（定量偏差、宽度偏差、厚度偏差、纵向抗张指数、亮度（白度）、吸水倍率、pH 值、交货水分、尘埃度、直径允许偏差、接头等）要求。

GB/T 30133—2013《卫生巾面层通用技术规范》适用于纸尿裤面层产品的生产和销售。其中，规定面层产品分为无纺布、打孔膜、复合膜等；面层产品表面应洁净、无污物、无死褶、破损、无掉毛、硬质块、无明显条状、云斑；无纺布表层不应有硬丝，面层不应出现颜色变化的现象；面层产品生产时不得使用有毒有害原材料、不得使用回收原材料；卫生指标应符合 GB 15979—2002《一次性使用卫生用品卫生标准》的规定。

HG/T 3698—2002《EVA 热熔胶粘剂》适用于无线装订、家用电器、包装、管道防腐等应用的 EVA 热熔胶粘剂。需要试验的产品性能包括外观、熔融黏度、软化点、拉伸强度、扯断伸长率、硬度、热稳定性、脆性温度等。

GB/T 27740—2011《流延聚丙烯（CPP）薄膜》适用于以聚丙烯树脂为主要原料，以流延成型的普通用途薄膜、镀铝用薄膜和蒸煮用薄膜；除了物理性能外其卫生指标应符合 GB 9688 的规定。

GB/T 4744—2013《纺织品　防水性能的检测和评价　静水压法》

适用于各类织物（包括复合织物）及其制品，规定了各类织物的抗静水压等级和防水性能评价。

5.2 基本性能要求

产品性能应满足 GB/T 28004 纸尿裤（片、垫）表 1 要求，同时还应符合本标准表 1 的规定。

表 1 基本性能指标

序号	测试项目	单位	限值
1	回渗量	g	≤3.0
2	渗漏量	g	≤0.5
3	滑渗量	mL	≤2.0
4	一次吸收时间	s	≤25.0
	二次吸收时间	s	≤30.0
	三次吸收时间	s	≤40.0
5	pH 值	—	5.0～8.0
6	交货水分	%	≤10.0

【条文解读】

（1）婴幼儿纸尿裤（片）回渗量国家标准规定为≤10g，医护级团体标准要求为≤3g。可见，医护级婴幼儿纸尿裤团体标准的回渗量更严格于国家标准规定的三倍有余，主要意义在于提升产品的干爽度。

（2）纸尿裤滑渗量国家标准要求为≤20mL，医护级婴幼儿纸尿裤团体标准要求为≤2mL。医护级婴幼儿纸尿裤团体标准的滑渗量更严格于国家标准要求十倍，主要意义在于提升产品的锁水能力（见表 7-2）。

（3）纸尿裤国家标准内容中无吸收时间要求，医护级婴幼儿纸尿裤团体标准对一次吸收时间、二次吸收时间、三次吸收时间均作出规定，主要意义在于对产品多次吸收的时间作出规定。

表 7-2　婴幼儿纸尿裤回渗量、滑渗量标准值对照表

测试项目	单位	GB/T 28008—2011	T/NAHIEM 001—2017	特性差异说明
回渗量	g	≤10	≤3.0	回渗量指数越小，代表产品越干爽
滑渗量	mL	≤20	≤2.0	滑渗量指数越小，代表产品捕液能力越强
一次吸收时间	s	无规定	≤25.0	增加产品三次吸收时间，对多次吸收性能作出要求
二次吸收时间	s	无规定	≤30.0	
三次吸收时间	s	无规定	≤40.0	

5.3　卫生安全要求

5.3.1　医护级婴幼儿纸尿裤（片）外观必须整洁，符合该卫生用品固有性状，不得有异常气味与异物。不得对皮肤与黏膜产生不良刺激与过敏反应及其他损害作用。

5.3.2　医护级婴幼儿纸尿裤（片）卫生安全指标，应符合表2规定。

表 2　卫生安全技术指标

	项目	单位	指标
微生物	细菌菌落总数	cfu/g	≤20
	真菌菌落总数	—	不得检出
	大肠菌群	—	不得检出
	金黄色葡萄球菌	—	不得检出
	绿脓杆菌	—	不得检出

表2（续）

项目		单位	指标
微生物	溶血性链球菌	—	不得检出
	沙门式菌	—	不得检出
	梭状芽胞杆菌	—	不得检出
	耐胆汁酸革兰式阴性菌	—	不得检出
	白色假丝酵母菌	—	不得检出
毒理学	皮肤刺激试验	—	极轻
	皮肤变态反应试验	—	极轻度
可萃取重金属	铅	mg/kg	≤2.0
	镉	mg/kg	≤0.1
	六价铬	mg/kg	≤0.5
	砷	mg/kg	≤0.1
	汞	mg/kg	≤0.01
	锑	mg/kg	≤1.0
	镍	mg/kg	≤0.5
甲醛		mg/kg	≤20
可迁移性荧光增白剂		—	无
邻苯二甲酸酯	邻苯二甲酸二丁酯（DBP）	％	≤0.003（W/W）
	邻苯二甲酸丁酯苄酯（BBP）	％	≤0.003（W/W）
	邻苯二甲酸二（2－乙基已基）酯（DEHP）	％	≤0.003（W/W）
	邻苯二甲酸二正辛酯（DNOP）	％	≤0.003（W/W）
	邻苯二甲酸二异壬酯（DINP）	％	≤0.010（W/W）
	邻苯二甲酸二异奎酯（DIDP）	％	≤0.010（W/W）

注：不得采用环氧乙烷灭菌方式。

【条文解读】

此条依据 GB 15979—2002《一次性使用卫生用品卫生标准》中产品卫生指标的规定制定。

本条明确列出医护级婴幼儿纸尿裤（片）团体标准的卫生安全的各项规定，是本标准的核心内容。除了 GB 15979—2002《一次性使用卫生用品卫生标准》中规定的微生物（见图 7-4）、毒理学要求外，医护级婴幼儿纸尿裤团体标准首次提出了对纸尿裤产品的卫生安全技术指标。

表 7-3 详细说明医护级婴幼儿纸尿裤（片）团体标准新增内容与国家标准的差别，以及新增规定的意义。

表 7-3

项目		单位	国家标准	医护级标准	特性差异说明
微生物	细菌菌落总数	CFU/g	≤200	≤20	有害的微生物可以使人容易感染病毒，医护级团体标准加严和增加有害微生物数量的规定，以减少使用者感染病毒的风险
	真菌菌落总数	CFU/g	≤100	不得检出	
	沙门式菌	CFU/g	无规定	不得检出	
	梭状芽胞杆菌	CFU/g	无规定	不得检出	
	耐胆汁酸革兰式阴性菌	CFU/g	无规定	不得检出	
	白色假丝酵母菌	CFU/g	无规定	不得检出	
毒理学	皮肤刺激试验		无刺激反应	极轻	
	皮肤变态反应试验		无	极轻度	
可萃取重金属	铅	mg/kg	无规定	≤2.0	重金属超标能引起人的头痛、头晕、失眠、健忘、神经错乱、关节疼痛、结石、癌症等。医护级团体标准增加重金属含量的规定，以减少重金属超标对人体的伤害
	镉	mg/kg	无规定	≤0.1	
	六价铬	mg/kg	无规定	≤0.5	
	砷	mg/kg	无规定	≤0.1	
	汞	mg/kg	无规定	≤0.01	
	锑	mg/kg	无规定	≤1.0	
	镍	mg/kg	无规定	≤0.5	

表 7-3（续）

项目		单位	国家标准	医护级标准	特性差异说明
甲醛		mg/kg	无规定	≤20	甲醛超标，可导致过敏性皮炎、咳嗽、气喘、头晕和慢性诱发白血病危害，医护级团体标准增加甲醛含量的规定，以减少甲醛超标对人体的伤害
可迁移性荧光增白剂		—	无规定	无	可迁移性荧光增白剂含量超标，有致癌风险。医护级团体标准中增加可迁移性荧光增白剂含量规定，以减少可迁移性荧光增白剂对人体的伤害
增塑剂	邻苯二甲酸二丁酯（DBP）	W/W	无规定	≤0.003%（W/W）	增塑剂可慢性诱发肝肾功能下降、血中红细胞减少，具有突变性和致癌性。医护级标准团体中增加增塑剂含量的规定，以减少增塑剂对人体的伤害
	邻苯二甲酸丁酯苄酯（BBP）	W/W	无规定	≤0.003%（W/W）	
	邻苯二甲酸二（2—乙基已基）酯（DEHP）	W/W	无规定	≤0.003%（W/W）	
	邻苯二甲酸二正辛酯（DNOP）	W/W	无规定	≤0.003%（W/W）	
	邻苯二甲酸二异壬酯（DINP）	W/W	无规定	≤0.010%（W/W）	
	邻苯二甲酸二异奎酯（DIDP）	W/W	无规定	≤0.010%（W/W）	

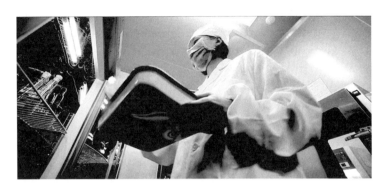

图 7-4　纸尿裤进行微生物检测图片

5.4　包装材料要求

5.4.1　包装所用原材料应符合相关法律法规及国家标准、行业标准的规定。

5.4.2　包装印刷油墨应符合相关法律法规及国家标准、行业标准的规定。

本条对医护级婴幼儿纸尿裤（片）产品的包装材料及所用的原辅材料提出要符合国家相关法律法规及国家标准、行业标准基本要求。

根据不同生产者所使用的不同原材料，依据不同的国家标准、行业标准，包装材料所使用的原材料也各种各样，比如，单一材质的塑料包装、多种材质复合包装等。

依据 QB/T 4751—2014《油墨分类》中的分类，油墨种类繁多，根据各个生产者所使用的不同包装印刷油墨，依据不同的国家标准、行业标准。

5.4.3 塑料包装、塑料复合包装材料卫生安全指标要求应符合表3、表4的规定。

表3 塑料包装材料卫生安全指标

项目		单位	指标
总迁移量（水） ≤		mg/dm²	10
高锰酸钾消耗量水（60℃，2h） ≤		mg/kg	10
脱色试验a		—	阴性
特定化学物质	铅 ≤	%	0.1
	镉 ≤	%	0.01
	汞 ≤	%	0.1
	六价铬 ≤	%	0.1
	多溴二苯醚 ≤	%	0.1
	多溴联苯 ≤	%	0.1
a 仅适用于添加了着色剂的产品。			

表4 塑料复合包装材料卫生安全指标

项目		单位	指标
甲苯二胺（4%乙酸） ≤		mg/L	0.004
高锰酸钾消耗量（水） ≤		mg/L	10
蒸发残渣（4%乙酸） ≤		mg/L	30
蒸发残渣（正乙烷） ≤		mg/L	30
蒸发残渣（65%乙醇） ≤		mg/L	30
重金属（以 Pb 计） ≤		mg/L	1
溶剂残留量总量 ≤		mg/m²	5.0
苯类溶剂		mg/m²	不得检出

【条文解读】

此条依据 GB/T 10004—2008《包装用塑料复合膜、袋干法复合、挤出复合》、GB/T 26125—2011《电子电气产品 六种限用物质（铅、汞、镉、六价铬、多溴联苯和多溴二苯醚）的测定》和GB/T 26572—2011《电子电气产品中限用物质的限量要求》中的相关指标要求来制定，明确规定了医护级婴幼儿纸尿裤（片）的塑料包装材料和塑料复合包装材料的卫生安全指标。

按照医护级婴幼儿纸尿裤标准，包装所用原材料除应符合相关法律法规及国家标准、行业标准的要求外，其塑料复合包装材料卫生安全指标还要达到以下要求：

高锰酸钾消耗量（水）：≤5.0mg/L；

蒸发残渣（4%乙酸）：≤15.0mg/L；

蒸发残渣（正乙烷）：≤15.0mg/L；

蒸发残渣（65%乙醇）：≤15.0mg/L；

溶剂残留量总量：≤2.0mg/m²。

表 7-4 详细说明医护级婴幼儿纸尿裤标准新增内容与国标的区别，以及新增要求的意义。

表 7-4　医护级婴幼儿纸尿裤标准新增内容与国家标准的差异性区别

项目		单位	国家标准	医护级团体标准	特性差异说明
总迁移量/（mg/dm²）　≤		mg/dm²	无规定	10	产品包装材料中印刷油墨所残留的重金属、苯类物质，通过挥发，对人体眼睛、皮肤、呼吸系统有刺激作用，并诱发白血病、癌症危害。医护级团体标准中增加该类物质含量的规定，以减少对人体的伤害
高锰酸钾消耗量/（mg/kg）水（60℃，2h）　≤		mg/kg	无规定	10	
脱色试验[a]		—	无规定	阴性	
RoHS六项	铅　≤		—	无规定	0.1%	
	镉　≤		—	无规定	0.01%	
	汞　≤		—	无规定	0.1%	
	六价铬　≤		—	无规定	0.1%	
	多溴二苯醚　≤		—	无规定	0.1%	
	多溴联苯　≤		—	无规定	0.1%	

表 7-4（续）

项目		单位	国家标准	医护级团体标准	特性差异说明
甲苯二胺（4％乙酸）	≤	mg/L	无规定	0.004	
高锰酸钾消耗量（水）	≤	mg/L	无规定	5.0	
蒸发残渣（4％乙酸）	≤	mg/L	无规定	15.0	
蒸发残渣（正乙烷）	≤	mg/L	无规定	15.0	
蒸发残渣（65％乙醇）	≤	mg/L	无规定	15.0	
重金属（以 Pb 计）	≤	mg/L	无规定	1.0	
溶剂残留量总量	≤	mg/m²	无规定	2.0	
苯类溶剂	≤	mg/m²	无规定	不得检出	

6 生产环境与过程卫生要求

6.1 生产环境与过程卫生要求应符合 GB 15979 第 9 章。

【条文解读】

GB 15979—2002《一次性使用卫生用品卫生标准》中第九章"9生产环境与过程卫生要求"明确规定了对一次性使用卫生用品产品的生产环境和过程卫生要求。具体如下：

（1）生产区周围环境应整洁，无垃圾，无蚊、蝇等害虫孳生地。

（2）生产区应有足够空间满足生产需要，布局必须符合生产工艺要求，分隔合理，人、物分流，产品流程中无逆向与交叉（见图 7-5）。原料进入与成品出去应有防污染措施和严格的操作规程，减少生产环境微生物污染。

（3）生产区内应配置有效的防尘、防虫、防鼠设施（见图 7-6），地面、墙面、工作台面应平整、光滑、不起尘、便于除尘与清洗消

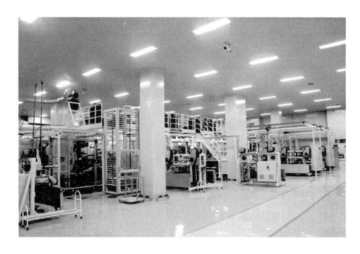

图 7-5　纸尿裤生产车间

毒，有充足的照明与空气消毒或净化措施，以保证生产环境满足
GB 15979—2002 第 5 章的规定。

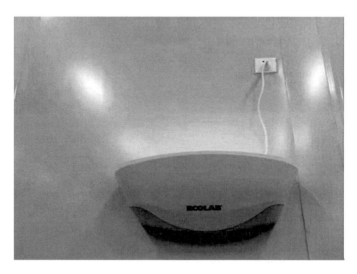

图 7-6　生产现场蚊虫诱捕器图片

（4）配置必需的生产和质检设备，有完整的生产和质检记录，切实保证产品卫生质量。

（5）生产过程中使用易燃、易爆物品或产生有害物质时，必须具备相应安全防护措施，符合国家有关标准或规定。

（6）待检、合格、不合格原材料和成品应严格分开堆放并设明显标志。仓库内应干燥、清洁、通风，设防虫、防鼠设施、风淋设施（见图 7-7）与垫仓板，符合产品保存条件。

（7）进入生产区要换工作衣和工作鞋，戴工作帽，直接接触裸装产品的人员需戴口罩，清洗和消毒双手或戴手套；生产区前应相应设有更衣室、洗手池、消毒池与缓冲区（见图 7-8）。

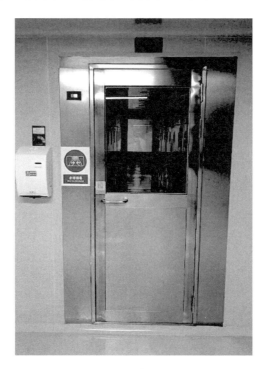

图 7-7　纸尿裤生产车间风淋设施

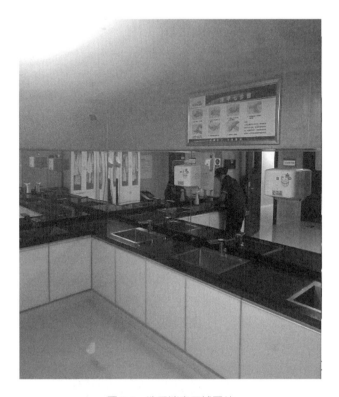

图 7-8　洗手消毒区域图片

（8）从事卫生用品生产的人员应保持个人卫生，不得留指甲，工作时不得戴首饰，长发应卷在工作帽内，车间员工着装标准见图 7-9。痢疾、伤寒、病毒性肝炎、活动性肺结核、尖锐湿疣、淋病及化脓性或渗出性皮肤病患者以及病原携带者不得参与直接产品接触的生产活动。

（9）从事卫生用品生产的人员应在上岗前及定期（每年一次）进行健康检查与卫生知识（包括生产卫生、个人卫生、有关标准与规范）培训，合格者方可上岗。

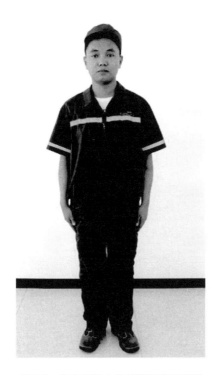

图 7-9 生产现场人员着装标准示意图

6.2 生产环境微生物指标应符合以下要求：

a）装配与包装车间空气中细菌菌落总数应≤1500cfu/m³；

b）工作台表面细菌菌落总数应≤20cfu/cm²；

c）工人手表面细菌菌落总数应≤200cfu/只手，并不得检出致病菌（致病菌见 GB 15979 表 1）。

6.3 包装车间温度：18℃～28℃。

【条文解读】

本条给出了医护级婴幼儿纸尿裤（片）标准对生产环境微生物

指标的要求。

GB 15979—2002《一次性使用卫生用品卫生标准》中规定了生产环境卫生指标：

（1）装配与包装车间空气中细菌菌落总数应≤2500cfu/m³；

（2）工作台表面细菌菌落总数应≤20cfu/m³；

（3）工人手表面细菌菌落总数应≤300cfu/只手，并不得检出致病菌。

医护级医护级婴幼儿纸尿裤（片）产品的生产环境微生物指标应高于普通产品的生产环境微生物指标，其中不得检出的致病菌指绿脓杆菌、金黄色葡萄球菌和溶血性链球菌等致病性病菌。

第三节　医护级婴幼儿纸尿裤的检验方法

本节对医护级婴幼儿纸尿裤产品的检验方法进行了解读。

7　检验方法

7.1　基本性能检测验

　　7.1.1　回渗量、渗漏量、滑渗量和 pH 值按 GB/T 28004 规定的方法测定。

　　7.1.2　一次、二次、三次吸收时间按附录 A 规定的方法测定。

　　7.1.3　交货水分按 GB/T 462 规定的方法测定。

【条文解读】

本条规定了医护级婴幼儿纸尿裤（片）基本性能的检验方法，回渗量、渗漏量、滑渗量和 pH 值（见图 7-10、图 7-11）：

按 GB/T 28004—2011《纸尿裤（片、垫）》中规定的方法测定。一次、二次、三次吸收时间按附录 A 中规定的方法测定。

交货水分：按 GB/T 462—2008《纸、纸板和纸浆分析试样水分的测定》中规定的方法测定。

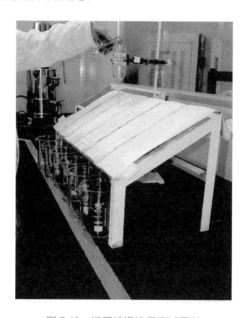

图 7-10 纸尿裤滑渗量测试图片

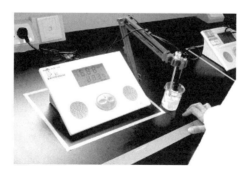

图 7-11 纸尿裤 pH 值测试图片

7.2 卫生安全指标检验

7.2.1 微生物：GB 15979 中附录 B 规定的方法进行测定。

7.2.2 毒理学指标：采用 GB 15979 附录 A 中的方法进行测定。

7.2.3 可萃取重金属：其中铅、镉按 GB/T 17593.1 规定的方法来测定；砷、汞按 GB/T 17593.4 规定的方法测定。

7.2.4 可迁移性荧光增白剂：按 GB/T 27741 第 5 章进行测定。

7.2.5 甲醛：按 GB/T 2912.1 规定的方法进行测定。

7.2.6 邻苯二甲酸酯：按 GB/T 22048 进行测定。

【条文解读】

本条规定了医护级婴幼儿纸尿裤（片）卫生安全指标的检验方法。

微生物（细菌菌落总数、初始污染菌、大肠菌群、绿脓杆菌、金黄色葡萄球菌、溶血性链球菌、真菌菌落总数）参见 GB 15979—2002《一次性使用卫生用品卫生标准》附录 B；毒理学指标（阴道粘膜刺激试验、皮肤变态反应试验）参见 GB 15979—2002《一次性使用卫生用品卫生标准》附录 A；铅、镉参见 GB/T 17593.1—2006《纺织品 重金属的测定 第 1 部分：原子吸收分光光度法》，砷、汞参见 GB/T 17593.4—2006《纺织品 重金属的测定 第 4 部分：砷、汞原子荧光分光光度法》；可迁移性荧光增白剂参见 GB/T 27741—2011《纸和纸板 可迁移性荧光增白剂的测定》；甲醛参见 GB/T 2912.1—2009《纺织品 甲醛的测定 第 1 部分：游离和水解的甲醛（水萃取法）》；邻苯二甲酸酯参见 GB/T 22048—2015《玩具及儿童用品中特定邻苯二甲酸酯增塑剂的测定》。第三方试验报告见 7-12。

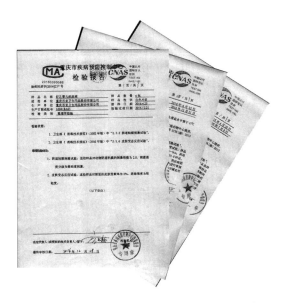

图 7-12 第三方检测机构出具的婴儿纸尿裤毒理学试验报告

7.3 包装材料检验

7.3.1 总迁移量：按 GB 31604.8 规定的方法测定。

7.3.2 高锰酸钾消耗量：按 GB 31604.2 规定的方法测定。

7.3.3 脱色试验：按 GB 31604.7 规定的方法测定。

7.3.4 特定化学物质：按 GB/T 26572、GB/T 26125 规定的方法测定。

7.3.5 甲苯二胺：按 GB 31604.23 规定的方法测定。

7.3.6 蒸发残渣、重金属：按 GB 31604.8、GB 31604.9 规定的方法测定。

7.3.7 溶剂残留量：按 GB/T 10004 规定的方法测定。

【条文解读】

本条规定了医护级婴幼儿纸尿裤（片）包装材料的检验方法。

总迁移量参见 GB 31604.8—2016《食品安全国家标准 食品接触材料及制品 总迁移量的测定》；高锰酸钾消耗量参见 GB 31604.2—2016《食品安全国家标准 食品接触材料及制品 高锰酸钾消耗量的测定》；脱色试验参见 GB 31604.7—2016《食品安全国家标准食品接触材料及制品脱色试验》；特定化学物质（铅、镉、汞、六价铬、多溴二苯醚、多溴联苯）参见 GB/T 26125—2011《电子电气产品 六种限用物质（铅、汞、镉、六价铬、多溴联苯和多溴二苯醚）的测定》和 GB/T 26572—2011《电子电气产品中限用物质的限量要求》；甲苯二胺参见 GB 31604.23—2016《食品安全国家标准 食品接触材料及制品 复合食品接触材料中二氨基甲苯的测定》；蒸发残渣、重金属参见 GB 31604.8—2016《食品安全国家标准 食品接触材料及制品 总迁移量的测定》和 GB 31604.9—2016《食品安全国家标准 食品接触材料及制品 食品模拟物中重金属的测定》；溶剂残留量参见 GB/T 10004—1998《包装用塑料复合膜、袋干法复合、挤出复合》中 6.6.17。

8 检验规则

8.1 检验批的规定

8.1.1 当工艺流程、产品结构和原材料发生变化时，产品需要重新检验和判定。

8.1.2 以相同原料、相同工艺、相同规格的同类产品一次交货数量为一批，交收检验样本单位为件，每批不超过 5000 件。

【条文解读】

本条对纸尿裤（片、垫）产品出厂交验的检验批作出规定，如果纸尿裤（片、垫）产品的工艺流程、产品结构、原材料等发生变化，需要按新产品的方式进行检验；而在原料、生产工艺、产品规格均相同时，可以作为一批交验，其中规定每批交验的数量不得超过 5000 件；如超过 5000 件则需另外进行批量检验。

8.2　检验

8.2.1　出厂检验

8.2.1.1　每批产品应经检验合格，出具检验证明方能出厂。

8.2.1.2　检验项目为 5.2、5.3 中微生物、可迁移性荧光增白剂。

8.2.2　型式检验

8.2.2.1　型式检验项目为 5.2、5.3 和 5.4 中规定的所有项目。型式检验报告有效期三年。

8.2.2.2　有下列情况之一者，应再次进行型式检验：

a）新产品试制定型时需进行型式检验；

b）材料、工艺有重大变更时；

c）国家质量监督机构提出进行型式检验要求时。

【条文解读】

本条规定了医护级婴幼儿纸尿裤、纸尿片产品出厂检验项目与型式检验项目，规定了型式检验报告有效期为三年。并对需要再次进行型式检验的情况作出明确规定。

当有新产品试制定型/医护级婴幼儿纸尿裤产品所用原材料及生产工艺发生重大变更/国家质量监督机构提出进行型式检验要求，三种情况之一时，企业应对医护级婴幼儿纸尿裤产品再次进行型式检验，部分检测设备与仪器见图 7-13。

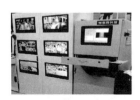

污点视频检测仪

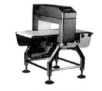

金属检测仪

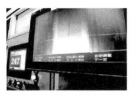

异物及缺失视频检测系统

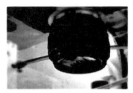

污点视频检测

图 7-13　部分检测设备与仪器

8.3　抽样方法

从一批产品中，随机抽取 3 件产品，从每件中抽取 3 包（每包按 10 片计）样品，共计 9 包样品。其中 2 包用于微生物检验，4 包用于微生物检验复查，3 包用于其他性能检验。

【条文解读】

本条规定了产品检验时的抽样方法，检测项目的总数与实验室确认所需样品数量。

8.4　判定规则

当检验项目符合本标准要求时，则判定产品为合格；当检验项目不符合本标准要求时，则判定产品为不合格。

【条文解读】

本条规定了医护级婴幼儿纸尿裤（片）产品出厂质量检验时的判定规则为：应符合《医护级婴幼儿纸尿裤（片）》规定。

8.5 质量保证

产品经检验合格并附质量合格标识方可出厂。

【条文解读】

本条规定了医护级婴幼儿纸尿裤（片）生产企业应保证产品质量符合本标准的要求，医护级婴幼儿纸尿裤（片）经检验合格并附质量合格标识方可出厂，见图7-14。

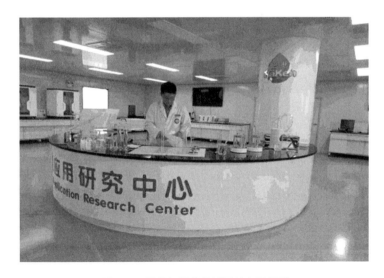

图 7-14 医护级婴幼儿纸尿裤产品检测

第四节 医护级婴幼儿纸尿裤产品标志、包装、运输、贮存

本节对医护级婴幼儿纸尿裤产品的标志、包装、运输、贮存进行了解读。

9 标志、包装、运输、贮存

9.1 产品销售标识及包装

9.1.1 产品销售包装上应标明以下内容：

a）产品名称、执行标准编号、商标；

b）企业名称、地址、联系方式；

c）品种规格、内装数量；

d）生产日期和保质期或生产批号和限期使用日期；

e）主要生产原料；

f）产品应标明消毒方法与有效期限，并在包装上的各种标识信息清晰且不易褪去。

9.1.2 已有销售包装的成品放于外包装中。外包装上应标明产品名称、企业（或经销商）名称和地址、内装数量等。外包装上应标明运输及贮存条件。

【条文解读】

本条对纸尿裤产品标识及包装作出了规定。已有销售包装的成品放于包装箱中，每一包装箱应附有产品合格及产品等级标识；包装箱上应标明产品名称、生产企业（或经销商）名称和地址、内装物量、

生产日期（批号）及保质期（限期使用日期）、卫生许可证号、消毒产品还应标明消毒单位及地址、消毒方法、消毒日期（或批号）、有效期限和消毒标记，包装箱上应标明运输及贮存条件见图7-15。

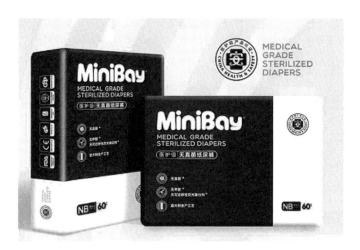

图 7-15　纸尿裤包装示意图

9.2　产品运输和贮存

9.2.1　产品在运输过程中应使用具有防护措施的洁净的工具，防止重压、碰撞及避免浸水。

9.2.2　产品的贮存应符合以下条件：

9.2.2.1　保存产品的场所应干燥、通风，采取必要的防潮措施。

9.2.2.2　产品应防止阳光直射。

9.2.2.3　保存产品的场所应设置防鼠、防虫设施。

9.2.2.4　保存产品的场所内不得同时存放有污染或有毒化学品的物品。

【条文解读】

本条对医护级婴幼儿纸尿裤（片）产品运输和贮存作出了规定。产品在运输过程中应使用具有防护措施的洁净的工具，防止重压、坚物碰撞及日晒雨淋；成品应保存在干燥通风，不受阳光直接照射的室内，防止雨雪淋袭和地面湿气的影响，不得与有污染或有毒化学品共处；超过保质期的产品，经重新检验合格后方可限期使用。

10　质量控制要求

10.1　企业应制定产品的质量保证规范性文件，并予以有效实施。

10.2　如企业获得了相关管理体系认证，应予以有效运行。

【条文解读】

本条对医护级婴幼儿纸尿裤（片）生产企业的产品质量管理作出了规定，包括是否制定并有效实施了产品质量管理的规范性文件；并要求如果企业已经通过了相关的管理体系认证（如质量管理体系认证等）时，要保持相关的管理体系处于有效运行状态。

附　录

T/NAHIEM 001—2017 医护级婴幼儿纸尿裤（片）

T/NAHIEM 002—2017 医护级成人纸尿裤（片、 垫）

GB 15979—2002 一次性使用卫生用品卫生标准

GB／T 28004—2011 纸尿裤（片、 垫）

ICS 85.080
Y 39

团 体 标 准

T/NAHIEM 001—2017

医护级婴幼儿纸尿裤（片）

The standard for medical care grade baby
diapers（pads）

2017-10-18 发布 　　　　　　　　　　　　　2017-10-18 实施

全 国 卫 生 产 业 企 业 管 理 协 会　　发 布

目　录

前　言

本标准按照 GB/T 1.1—2009 给出的规则起草。

本标准由中卫安（北京）认证中心提出。

本标准由全国卫生产业企业管理协会归口。

本标准起草单位：中卫安（北京）认证中心、湖南康程护理用品有限公司、杭州可靠护理用品股份有限公司、重庆百亚卫生用品股份有限公司。

本标准主要起草人：郑浩彬、覃叙钧、刘丙鲁、张大伟、杨乙楠、丁建伟、鲍益平、孔宋华、钱程、魏军、任永枫、邹晨、王毓慧、赵泽婷、岳利、贾建平、朱经海。

医护级婴幼儿纸尿裤（片）

1 范围

本标准规定了对医护级婴幼儿纸尿裤、纸尿片的产品分类、技术要求、试验方法、检验规则及标识、包装、运输、贮存。

本标准适用于由外包覆材料、内置吸收层、防漏底膜等制成的一次性使用的医护级纸尿裤和纸尿片。

2 规范性引用文件

下列文件对于本文件的应用是必不可少的。凡是注日期的引用文件，仅所注日期的版本适用于本文件。凡是不注日期的引用文件，其最新版本（包括所有的修改单）适用于本文件。

GB/T 462 纸、纸板和纸浆分析试样水分的测定

GB/T 2912.1 纺织品　甲醛的测定　第1部分：游离和水解的甲醛（水萃取法）

GB/T 10004 包装用塑料复合膜、袋干法复合、挤出复合

GB 15979 一次性使用卫生用品卫生标准

GB/T 17593.1 纺织品　重金属的测定　第1部分：原子吸收分光光度法

GB/T 17593.4 纺织品　重金属的测定　第4部分：砷、汞原子荧光分光光度法

GB/T 22048 玩具及儿童用品中特定邻苯二甲酸酯增塑剂的测定

GB/T 26125 电子电气产品　六种限用物质（铅、汞、镉、六价铬、多溴联苯和多溴二苯醚）的测定（IEC 62321：2008，IDT）

GB/T 26572 电子电气产品中限用物质的限量要求

GB/T 27741 纸和纸板可迁移性荧光增白剂的测定

GB/T 28004 纸尿裤（片、垫）

GB 31604.2 食品安全国家标准　食品接触材料及制品　高锰酸钾消耗量的测定

GB 31604.7 食品安全国家标准食品接触材料及制品脱色试验

GB 31604.8 食品安全国家标准　食品接触材料及制品　总迁移量的测定

GB 31604.9 食品安全国家标准　食品接触材料及制品　食品模拟物中重金属的测定

GB 31604.23 食品安全国家标准　食品接触材料及制品　复合食品接触材料中二氨基甲苯的测定

GB/T 33280 纸尿裤规格与尺寸

欧洲药典 8.026.13

3　术语和定义

下列述语和定义适用于本文件。

3.1

医护级

指产品的卫生安全指标和其他特性高于普通级和消毒级。

注：普通级和消毒级见 GB 15979 要求。

3.2

吸收时间

纸尿裤（片）吸收一定量液体所需要的时间。

4　产品分类与规格

产品分为纸尿裤和纸尿片。

4.1　纸尿裤分类与规格按 GB/T 33280 的规定。

4.2 纸尿片分类与规格按 GB/T 28004 的规定。

5 技术要求

5.1 原材料要求

5.1.1 不应使用废弃回收原料生产医护级婴幼儿纸尿裤产品。

5.1.2 所使用的原材料应符合以下标准要求：

5.1.2.1 绒毛浆应符合 GB/T 21331 的规定。

5.1.2.2 高吸收性树脂应符合 GB/T 22905 的规定。

5.1.2.3 吸水衬纸应符合 QB/T 4508 的规定。

5.1.2.4 无尘纸应符合 GB/T 24292 的规定。

5.1.2.5 无纺布面层应符合 GB/T 30133 的规定。

5.1.2.6 热熔胶应符合 HG/T 3698 的规定。

5.1.2.7 底膜应符合 GB/T 27740 和 GB/T 4744 的规定。

5.2 基本性能要求

产品性能应满足 GB/T 28004 中表 1 规定，同时还应符合本标准表 1 的规定。

表 1 基本性能指标

序号	测试项目	单位	限值
1	回渗量	g	≤3.0
2	渗漏量	g	≤0.5
3	滑渗量	mL	≤2.0
4	一次吸收时间	s	≤25.0
	二次吸收时间	s	≤30.0
	三次吸收时间	s	≤40.0
5	pH	—	5.0～8.0
6	交货水分	%	≤10.0

5.3 卫生安全要求

5.3.1 医护级婴幼儿纸尿裤（片）外观必须整洁，符合该卫生用品固有性状，不得有异常气味与异物。不得对皮肤与黏膜产生不良刺激与过敏反应及其他损害作用。

5.3.2 医护级婴幼儿纸尿裤（片）卫生安全指标，应符合表2规定。

表2 卫生安全技术指标

	项目	单位	指标
微生物	细菌菌落总数	cfu/g	≤20
	真菌菌落总数	—	不得检出
	大肠菌群	—	不得检出
	金黄色葡萄球菌	—	不得检出
	绿脓杆菌	—	不得检出
	溶血性链球菌	—	不得检出
	沙门式菌	—	不得检出
	梭状芽胞杆菌	—	不得检出
	耐胆汁酸革兰式阴性菌	—	不得检出
	白色假丝酵母菌	—	不得检出
毒理学	皮肤刺激试验	—	极轻
	皮肤变态反应试验	—	极轻度
可萃取重金属	铅	mg/kg	≤2.0
	镉	mg/kg	≤0.1
	六价铬	mg/kg	≤0.5
	砷	mg/kg	≤0.1
	汞	mg/kg	≤0.01
	锑	mg/kg	≤1.0
	镍	mg/kg	≤0.5

表 2（续）

项目		单位	指标
甲醛		mg/kg	≤20
可迁移性荧光增白剂		—	无
邻苯二甲酸酯	邻苯二甲酸二丁酯（DBP）	％	≤0.003（W/W）
	邻苯二甲酸丁酯苄酯（BBP）	％	≤0.003（W/W）
	邻苯二甲酸二（2-乙基己基）酯（DEHP）	％	≤0.003（W/W）
	邻苯二甲酸二正辛酯（DNOP）	％	≤0.003（W/W）
	邻苯二甲酸二异壬酯（DINP）	％	≤0.010（W/W）
	邻苯二甲酸二异奎酯（DIDP）	％	≤0.010（W/W）
注：不得采用环氧乙烷灭菌方式。			

5.4　包装材料要求

5.4.1　包装所用原材料应符合相关法律法规及国家标准、行业标准的规定。

5.4.2　包装印刷油墨应符合相关法律法规及国家标准、行业标准的的规定。

5.4.3　塑料包装、塑料复合包装材料卫生安全指标要求应符合表 3、表 4 的规定。

表 3　塑料包装材料卫生安全指标

项目		单位	指标
总迁移量（水）	≤	mg/dm²	10
高锰酸钾消耗量 水（60℃，2h）	≤	mg/kg	10
脱色试验ᵃ		—	阴性

表 3（续）

项目		单位	指标
特定化学物质	铅 ≤	％	0.1
	镉 ≤	％	0.01
	汞 ≤	％	0.1
	六价铬 ≤	％	0.1
	多溴二苯醚 ≤	％	0.1
	多溴联苯 ≤	％	0.1

a 仅适用于添加了着色剂的产品。

表 4 塑料复合包装材料卫生安全指标

项目		单位	指标
甲苯二胺（4％乙酸）	≤	mg/L	0.004
高锰酸钾消耗量（水）	≤	mg/L	5.0
蒸发残渣（4％乙酸）	≤	mg/L	15.0
蒸发残渣（正乙烷）	≤	mg/L	15.0
蒸发残渣（65％乙醇）	≤	mg/L	15.0
重金属（以 Pb 计）	≤	mg/L	1.0
溶剂残留量总量	≤	mg/m²	2.0
苯类溶剂		mg/m²	不得检出

6 生产环境与过程卫生要求

6.1 生产环境与过程卫生要求应符合 GB 15979 第 9 章的规定。

6.2 生产环境微生物指标应符合以下要求：

　　a）装配与包装车间空气中细菌菌落总数应≤1000cfu/m³；

　　b）工作台表面细菌菌落总数应≤20cfu/m²；

　　c）作业人员手表面细菌菌落总数应≤100cfu/只手，并不得检出致病菌（致病菌见 GB 15979 表 1）。

6.3　包装车间温度：18℃～28℃之间。

7　检验方法

7.1　基本性能检验

7.1.1　回渗量、渗漏量、滑渗量和 pH 值：按 GB/T 28004 规定的方法测定。

7.1.2　一次、二次、三次吸收时间按附录 A 规定的方法测定。

7.1.3　交货水分按 GB/T 462 规定的方法测定。

7.2　卫生安全指标检验

7.2.1　微生物指标：

7.2.1.1　细菌菌落总数、真菌菌落总数、大肠菌群、金黄色葡萄球菌、绿脓杆菌、溶血性链球菌按 GB 15979 规定的方法测定。

7.2.1.2　沙门式菌、梭状芽胞杆菌、耐胆汁酸革兰式阴性菌、白色假丝酵母菌按欧洲药典 8.026.13 规定的方法测定。

7.2.2　毒理学指标：按 GB 15979 规定的方法测定。

7.2.3　可萃取重金属：铅、镉按 GB/T 17593.1 规定的方法测定；六价铬按 GB/T 26125 规定的方法测定；砷、汞按 GB/T 17593.4 规定的方法测定，锑、镍按 GB/T 17593.1 规定的方法测定。

7.2.4　甲醛：按 GB/T 2912.1 规定的方法测定。

7.2.5　可迁移性荧光增白剂：按 GB/T 27741—2011 第 5 章规定的方法（紫外分析仪）测定。

7.2.6　邻苯二甲酸酯：按 GB/T 22048 规定的方法测定。

7.3　包装材料检验

7.3.1　总迁移量：按 GB 31604.8 规定的方法测定。

7.3.2　高锰酸钾消耗量：按 GB 31604.2 规定的方法测定。

7.3.3　脱色试验：按 GB 31604.7 规定的方法测定。

7.3.4 特定化学物质：按 GB/T 26572、GB/T 26125 规定的方法测定。

7.3.5 甲苯二胺：按 GB 31604.23 规定的方法测定。

7.3.6 蒸发残渣、重金属：按 GB 31604.8、GB 31604.9 规定的方法测定。

7.3.7 溶剂残留量：按 GB/T 10004 规定的方法测定。

8 检验规则

8.1 检验批的规定

8.1.1 当工艺流程、产品结构和原材料发生变化时，产品需要重新检验和判定。

8.1.2 以相同原料、相同工艺、相同规格的同类产品一次交货数量为一批，交收检验样本单位为件，每批不超过 5000 件。

8.2 检验

8.2.1 出厂检验

8.2.1.1 每批产品应经检验合格，出具检验证明方能出厂。

8.2.1.2 检验项目为 5.2、5.3 中微生物和可迁移性荧光增白剂。

8.2.2 型式检验

8.2.2.1 型式检验项目为 5.2、5.3 和 5.4 中规定的所有项目。型式检验报告有效期三年。

8.2.2.2 有下列情况之一者，应再次进行型式检验：

  a）新产品试制定型时需进行型式检验；

  b）材料、工艺有重大变更时；

  c）国家质量监督机构提出进行型式检验要求时。

8.3 抽样方法

从一批产品中，随机抽取 3 件产品，从每件中抽取 3 包（每包按 10 片计）样品，共计 9 包样品。其中 2 包用于微生物检验，4 包用于微生物检验复查，3 包用于其他性能检验。

8.4　判定规则

当检验项目符合本标准要求时，则判定产品为合格；当检验项目不符合本标准要求时，则判定产品为不合格。

8.5　质量保证

产品经检验合格并附质量合格标识方可出厂。

9　标志、包装、运输、贮存

9.1　产品销售标识及包装

9.1.1　产品销售包装上应标明以下内容：

　　a）产品名称、执行标准编号、商标；

　　b）企业名称、地址、联系方式；

　　c）产品规格、内置数量；

　　d）婴幼儿产品应标注适用体重范围；

　　e）生产日期和保质期或生产批号和限期使用日期；

　　f）主要生产原料；

　　g）产品应标明消毒方法与有效期限，并在包装上的各种标识信息清晰且不易褪去。

9.1.2　已有销售包装的成品放于外包装中。外包装上应标明产品名称、企业（或经销商）名称和地址、内装数量等。外包装上应标明运输及贮存条件。

9.2　产品运输和贮存

9.2.1　产品在运输过程中应使用具有防护措施的洁净的工具，防止重压、碰撞及避免浸水。

9.2.2　产品的贮存应符合以下条件：

9.2.2.1　保存产品的场所应干燥、通风，采取必要的防潮措施。

9.2.2.2　产品应防止阳光直射。

9.2.2.3 保存产品的场所应设置防鼠、防虫设施。

9.2.2.4 保存产品的场所内不得同时存放有污染或有毒化学品的物品。

10 质量控制要求

10.1 企业应制定产品的质量保证规范性文件，并予以有效实施。

10.2 如企业获得了相关管理体系认证，应予以有效运行。

附录 A

（规范性附录）

一次吸收、二次吸收、三次吸收时间测定方法

A.1　实验目的

主要用于测试纸尿裤/纸尿片多次吸收的时间判定。

A.2　测试前的准备

A.2.1　测试液的准备：将纯度≥99.5％的氯化钠溶于蒸馏水中，配置 0.9％的氯化钠溶液。

A.2.2　测试工具的准备：

　　a）圆筒规格：内径 4cm、高度 7cm、质量 230g。

　　b）量筒：100mL。

　　c）秒表。

　　d）支撑架。

A.3　测试环境条件

设定温度值为 23℃±2℃，湿度值为（50±2）％，将试样放置于此环境≥2h。

A.4　测试步骤

A.4.1　将试样平整的放置，确保试样的芯体部分平整无褶。

A.4.2　将圆筒放于芯体中心部位。

A.4.3　按照表 A.1 氯化钠溶液量注入圆筒内，同时按下秒表计时。

145

表 A.1

NB 号	S 和 M 号	L、XL 和 XXL 号
40mL	60mL	80mL

A.4.4 待液体吸收与圆筒底部持平时，记下秒表时间 T，为一次吸收时间。

A.4.5 第二次吸收时间的测定，间隔 5min 后，重复 A.4.3～A.4.4 的步骤。

A.4.6 第三次吸收时间的测定，间隔 5min 后，重复 A.4.3～A.4.4 的步骤。

A.4.7 取 5 个平行样品测试，去除测试结果中最大值和最小值，取其余 3 个样品得平均值为测试值。

ICS 85.080
Y 39

团　体　标　准

T/NAHIEM 002—2017

医护级成人纸尿裤（片、垫）

Technical requirements for medical disposal diapers

2017-10-18 发布　　　　　　　　　　　　　2017-10-18 实施

全国卫生产业企业管理协会　发布

目　录

前　言

本标准按照 GB/T 1.1—2009 给出的规则起草。

本标准由中卫安（北京）认证中心（CHS）提出。

本标准由全国卫生产业企业管理协会归口。

本标准起草单位：中卫安（北京）认证中心、杭州可靠护理用品股份有限公司、湖南康程护理用品有限公司、重庆百亚卫生用品股份有限公司。

本标准主要起草人：郑浩彬、鲍益平、刘丙鲁、张大伟、杨乙楠、覃叙钧、丁建伟、孔宋华、钱程、魏军、任永枫、邹晨、王毓慧、赵泽婷、岳利、贾建平、朱经海。

医护级成人纸尿裤（片、垫）

1 范围

本标准规定了对医护级成人纸尿裤、纸尿片、纸尿垫（护理垫）的产品分类方法、性能指标、试验方法、检验规则及标识、包装、运输、贮存等相关要求。

本标准适用于由外包覆材料、内置吸收层、防漏底膜等制成的一次性使用的医护级成人纸尿裤、纸尿片和纸尿垫（护理垫）。

2 规范性引用文件

下列文件对于本文件的应用是必不可少的。凡是注日期的引用文件，仅所注日期的版本适用于本文件。凡是不注日期的引用文件，其最新版本（包括所有的修改单）适用于本文件。

GB/T 2912.1 纺织品　甲醛的测定　第 1 部分：游离和水解的甲醛（水萃取法）

GB/T 10004 包装用塑料复合膜、袋干法复合、挤出复合

GB 15979 一次性使用卫生用品卫生标准

GB/T 17593.1 纺织品　重金属的测定　第 1 部分：原子吸收分光光度法

GB/T 17593.4 纺织品　重金属的测定　第 4 部分：砷、汞原子荧光分光光度法

GB/T 18885 生态纺织品技术要求

GB/T 22048 玩具及儿童用品中特定邻苯二甲酸酯增塑剂的测定

GB/T 26125 电子电气产品　六种限用物质（铅、汞、镉、六价

铬、多溴联苯和多溴二苯醚）的测定（IEC 62321：2008，IDT）

GB/T 26572 电子电气产品中限用物质的限量要求

GB/T 27741 纸和纸板可迁移性荧光增白剂的测定

GB/T 28004 纸尿裤（片、垫）

GB 31604.2 食品安全国家标准　食品接触材料及制品　高锰酸钾消耗量的测定

GB 31604.7 食品安全国家标准　食品接触材料及制品　脱色试验

GB 31604.8 食品安全国家标准　食品接触材料及制品　总迁移量的测定

GB 31604.9 食品安全国家标准　食品接触材料及制品　食品模拟物中重金属的测定

GB 31604.23 食品安全国家标准　食品接触材料及制品　复合食品接触材料中二氨基甲苯的测定

GB/T 33280 纸尿裤规格与尺寸

3　术语和定义

下列术语和定义适用于本文件。

3.1

医护级

指产品的卫生安全指标和其他特性高于普通级和消毒级。

注：普通级和消毒级按 GB 15979 的规定。

4　产品分类与规格

按产品结构分为纸尿裤、纸尿片和纸尿垫（护理垫）。

4.1　纸尿裤分类与规格按 GB/T 33280 的规定。

4.2 纸尿片分类与规格按 GB/T 28004 的规定。

4.3 纸尿垫（护理垫）分类与规格见产品包装。

5 技术要求

5.1 原材料要求

5.1.1 不应使用废弃回收原料生产医护级纸尿裤产品。

5.1.2 所使用的原材料应符合以下标准要求：

5.1.2.1 绒毛浆应符合 GB/T 21331 的规定。

5.1.2.2 高吸收性树脂应符合 GB/T 22905 的规定。

5.1.2.3 离型纸应符合 GB/T 27731 的规定。

5.1.2.4 吸水衬纸应符合 QB/T 4508 的规定。

5.1.2.5 无尘纸应符合 GB/T 24292 的规定。

5.1.2.6 无纺布面层应符合 GB/T 30133 的规定。

5.1.2.7 底膜应符合 GB/T 27740 和 GB/T 4744 的规定。

5.1.2.8 热熔胶应符合 HG/T 3948 的规定。

5.2 基本性能要求

产品性能应满足 GB/T 28004 中表 1 的规定，同时还应符合表 1 的规定。

表 1 基本性能指标

序号	项目	单位	指标		
			纸尿裤	护理垫	尿片
1	回渗量	g	≤15	无渗漏 无渗出	≤15
2	渗漏量	g	≤0.5		≤0.5
3	滑渗量	mL	≤20		≤20
4	pH 值	—	5.0～8.0		
5	交货水分	%	≤10.0		

5.3　卫生安全要求

5.3.1　医护级成人纸尿裤（片、垫）外观必须整洁，符合该卫生用品固有性状，不得有异常气味与异物。不得对皮肤与黏膜产生不良刺激与过敏反应及其他损害作用。

5.3.2　医护级成人纸尿裤（片、垫）卫生安全指标应符合表 2 规定。

表 2　卫生安全指标

项目		单位	指标
微生物	初始污染菌[1]	cfu/g	≤10000
	细菌菌落总数	cfu/g 或 cfu/mL	≤20
	真菌菌落总数	—	不得检出
	金黄色葡萄球菌	—	不得检出
	绿脓杆菌	—	不得检出
	溶血性链球菌	—	不得检出
	大肠菌群	—	不得检出
环氧乙烷残留量（适用时）		μg/g	≤10
毒理学	皮肤刺激试验	—	极轻
	皮肤变态反应试验	—	极轻度
可萃取重金属	汞	mg/kg	≤1
	铅	mg/kg	≤10
	砷	mg/kg	≤2
	镉	mg/kg	≤5
甲醛		mg/kg	≤75
可迁移性荧光增白剂		—	无
邻苯二甲酸酯(DBP、BBP、DEHP)		%	总含量≤0.1
注： 1) 如初始污染菌超过表内数值，应相应提高杀灭指数，使达到本标准规定的细菌与真菌限值。			

5.4 包装材料要求

5.4.1 包装所用原材料应符合相关法律法规及国家标准、行业标准的规定。

5.4.2 包装印刷油墨应符合相关法律法规及国家标准、行业标准的规定。

5.4.3 塑料包装、塑料复合包装材料卫生安全指标应符合表 3、表 4 的规定。

表 3 塑料包装材料卫生安全指标

项目			单位	指标
总迁移量（水）		≤	mg/dm²	10
高锰酸钾消耗量 水（60℃，2h）		≤	mg/kg	10
脱色试验a			—	阴性
特定化学物质	铅	≤	%	0.1
	镉	≤	%	0.01
	汞	≤	%	0.1
	六价铬	≤	%	0.1
	多溴二苯醚	≤	%	0.1
	多溴联苯	≤	%	0.1
a 仅适用于添加了着色剂的产品。				

表 4 塑料复合包装材料卫生安全指标

项目		单位	指标
甲苯二胺（4%乙酸）	≤	mg/L	0.004
高锰酸钾消耗量（水）	≤	mg/L	10
蒸发残渣（4%乙酸）	≤	mg/L	30
蒸发残渣（正乙烷）	≤	mg/L	30

表 4（续）

项目		单位	指标
蒸发残渣（65％乙醇）	≤	mg/L	30
重金属（以 Pb 计）	≤	mg/L	1
溶剂残留量总量	≤	mg/m²	5.0
苯类溶剂		mg/m²	不得检出

6　生产环境卫生要求

6.1　生产环境与过程卫生要求应符合 GB 15979 中第 9 章的规定。

6.2　生产环境微生物指标应符合以下规定：

　　a）装配与包装车间空气中细菌菌落总数应≤1500cfu/m³；

　　b）工作台表面细菌菌落总数应≤20cfu/cm²；

　　c）工人手表面细菌菌落总数应≤200cfu/只手，并不得检出致病菌（致病菌见 GB 15979 中表 1）。

7　检验方法

7.1　基本性能检验

7.1.1　回渗量、渗漏量、滑渗量：按 GB/T 28004 规定的方法测定。

7.1.2　pH 值：按 GB/T 8939 规定的方法测定。

7.1.3　交货水分：按 GB/T 462 规定的方法测定。

7.2　卫生安全指标检验

7.2.1　微生物指标：按 GB 15979 规定的方法测定。

7.2.2　环氧乙烷残留量：按 GB 15979 规定的方法测定。

7.2.3　毒理学指标：按 GB 15979 中附录 A《消毒技术规范》（第三版）第一分册《实验技术规范》中规定的方法测定。

7.2.4　可萃取重金属：铅、镉按 GB/T 17593.1 规定的方法测定；

砷、汞按 GB/T 17593.4 规定的方法测定。

7.2.5 甲醛：GB/T 2912.1 规定的方法测定。

7.2.6 可迁移性荧光增白剂：按 GB/T 27741—2011 中第 5 章规定的方法（紫外分析仪）测定。

7.2.7 邻苯二甲酸酯：按 GB/T 22048 规定的方法测定。

7.3 包装材料检验

7.3.1 总迁移量：按 GB 31604.8 规定的方法测定。

7.3.2 高锰酸钾消耗量：按 GB 31604.2 规定的方法测定。

7.3.3 脱色试验：按 GB 31604.7 规定的方法测定。

7.3.4 特定化学物质：按 GB/T 26572、GB/T 26125 规定的方法测定。

7.3.5 甲苯二胺：按 GB 31604.23 规定的方法测定。

7.3.6 蒸发残渣、重金属：按 GB 31604.8、GB 31604.9 规定的方法测定。

7.3.7 溶剂残留量：按 GB/T 10004 规定的方法测定。

8 检验规则

8.1 检验批的规定

8.1.1 当工艺流程、产品结构和原材料发生变化时，产品需要重新检验和判定。

8.1.2 以相同原料、相同工艺、相同规格的同类产品一次交货数量为一批，交收检验样本单位为件，每批不超过 5000 件。

8.2 检验

8.2.1 出厂检验

8.2.1.1 每批产品应经检验合格，出具检验证明方能出厂。

8.2.1.2 检验项目为 5.2、5.3 中微生物、可迁移性荧光增白剂和环氧乙烷残留量（适用时）。

8.2.2　型式检验

8.2.2.1　型式检验项目为 5.2、5.3 和 5.4 中规定的所有项目。型式检验报告有效期三年。

8.2.2.2　有下列情况之一者，应再次进行型式检验：

　　a）新产品试制定型时需进行型式检验；

　　b）材料、工艺有重大变更时；

　　c）国家质量监督机构提出进行型式检验要求时。

8.3　抽样方法

　　从一批产品中，随机抽取 3 件产品，从每件中抽取 3 包（每包按 10 片计）样品，共计 9 包样品。其中 2 包用于微生物检验，4 包用于微生物检验复查，3 包用于其他性能检验。

8.4　判定规则

　　当检验项目符合本标准要求时，则判定产品为合格；当检验项目不符合本标准要求时，则判定产品为不合格。

8.5　质量保证

　　产品经检验合格并附质量合格标识方可出厂。

9　标志、包装、运输、贮存

9.1　产品销售标识及包装

9.1.1　产品销售包装上应标明以下内容：

　　a）产品名称、执行标准编号、商标；

　　b）企业名称、地址、联系方式；

　　c）产品规格、内置数量；

　　d）纸尿裤应标注规格、适用臀围；纸尿片和纸尿垫（护理垫）应标注规格尺寸。

　　e）生产日期和保质期或生产批号和限期使用日期；

　　f）主要生产原料；

g）产品应标明消毒方法与有效期限，包装上的各种标识信息清晰且不易褪去。

9.1.2 已有销售包装的成品放于外包装中。外包装上应标明产品名称、企业（或经销商）名称和地址、内装数量等。外包装上应标明运输及贮存条件。

9.2 产品运输和贮存

9.2.1 产品在运输过程中应使用具有防护措施的洁净的工具，防止重压、碰撞及避免浸水。

9.2.2 产品的贮存应符合以下条件：

9.2.2.1 保存产品的场所应干燥、通风，采取必要的防潮措施。

9.2.2.2 产品应防止阳光直射。

9.2.2.3 保存产品的场所应设置防鼠、防虫设施。

9.2.2.4 保存产品的场所内不得同时存放有污染或有毒化学品的物品。

10 质量控制要求

10.1 企业应制定产品的质量保证规范性文件，并予以有效实施。

10.2 如企业获得了相关管理体系认证，应予以有效运行。

ICS 11.080.10
C 48

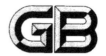

中华人民共和国国家标准

GB 15979—2002

一次性使用卫生用品卫生标准

Hygienic standard for disposable sanitary products

2002-03-05 发布 2002-09-01 实施

中 华 人 民 共 和 国
国家质量监督检验检疫总局 发布

目　次

前　言

本标准全文强制。

GB 15979—1995《一次性使用卫生用品卫生标准》自 1996 年发布以来，使生产企业明确了卫生要求和目标，管理部门也有了监督检测依据，对推动该行业的健康发展与卫生水平的提高起到了积极作用。与此同时，随着产品种类与材料的发展，该标准有一些地方需要完善。因此提出修订本标准。

本标准自实施之日起代替 GB 15979—1995。

本标准的附录 A 至附录 G 为标准的附录。

本标准由中华人民共和国卫生部提出。

本标准负责起草单位：上海市疾病预防控制中心；参加起草单位：宝洁（中国）有限公司、强生（中国）有限公司。

本标准主要起草人：沈伟、卢敏、杨宏平、周密、潘希和、刘育京。

一次性使用卫生用品卫生标准

1 范围

本标准规定了一次性使用卫生用品的产品和生产环境卫生标准、消毒效果生物监测评价标准和相应检验方法，以及原材料与产品生产、消毒、贮存、运输过程卫生要求和产品标识要求。

本标准适用于国内从事一次性使用卫生用品的生产与销售的部门、单位或个人，也适用于经销进口一次性使用卫生用品的部门、单位或个人。

2 引用标准

下列标准所包含的条文，通过在本标准中引用而构成为本标准的条文。本标准出版时，所示版本均为有效。所有标准都会被修订，使用本标准的各方应探讨使用下列标准最新版本的可能性。

GB 15981—1995 消毒与灭菌效果的评价方法与标准

3 定义

本标准采用下列定义。

一次性使用卫生用品

使用一次后即丢弃的、与人体直接或间接接触的、并为达到人体生理卫生或卫生保健（抗菌或抑菌）目的而使用的各种日常生活用品，产品性状可以是固体也可以使液体。例如，一次性使用手套或指套（不包括医用手套或指套）、纸巾、湿巾、卫生湿巾、电话膜、帽子、口罩、内裤、妇女经期卫生用品（包括卫生护垫）、尿布等排泄物卫生用品（不包括皱纹卫生纸等厕所用纸）、避孕套等，在本标准中统称为"卫生用品"。

4 产品卫生指标

4.1 外观必须整洁，符合该卫生用品固有性状，不得有异常气味与异物。

4.2 不得对皮肤与黏膜产生不良刺激与过敏反应及其他损害作用。

4.3 产品须符合表 1 中微生物学指标。

表 1

产品种类	微生物指标				
	初始污染菌[1] cfu/g	细菌菌落总数 cfu/g 或 cfu/mL	大肠菌群	致病性化脓菌[2]	真菌菌落总数 cfu/g 或 cfu/mL
手套或指套、纸巾、湿巾、帽子、内裤、电话膜		≤200	不得检出	不得检出	≤100
抗菌（或抑菌）液体产品		≤200	不得检出	不得检出	≤100
卫生湿巾		≤20	不得检出	不得检出	不得检出
口罩					
普通级		≤200	不得检出	不得检出	≤100
消毒级	≤10000	≤20	不得检出	不得检出	不得检出
妇女经期卫生用品					
普通级		≤200	不得检出	不得检出	≤100
消毒级	≤10000	≤20	不得检出	不得检出	不得检出

表1（续）

产品种类	微生物指标				
	初始污染菌[1] cfu/g	细菌菌落总数 cfu/g 或 cfu/mL	大肠菌群	致病性化脓菌[2]	真菌菌落总数 cfu/g 或 cfu/mL
尿布等排泄物卫生用品					
普通级		≤200	不得检出	不得检出	≤100
消毒级	≤10000	≤20	不得检出	不得检出	不得检出
避孕套		≤20	不得检出	不得检出	不得检出
1）如初始污染菌超过表内数值，应相应提高杀灭指数，使达到本标准规定的细菌与真菌限值。 2）致病性化脓菌指绿脓杆菌、金黄色葡萄球菌与溶血性链球菌。					

4.4 卫生湿巾除必须达到表1中的微生物学标准外，对大肠杆菌和金黄色葡萄球菌的杀灭率须≥90%，如需标明对真菌的作用，还须对白色念珠菌的杀灭率≥90%，其杀菌作用在室温下至少须保持1年。

4.5 抗菌（或抑菌）产品除必须达到表1中的同类同级产品微生物学标准外，对大肠杆菌和金黄色葡萄球菌的抑菌率须≥50%（溶出性）或＞26%（非溶出性），如需标明对真菌的作用，还须白色念珠菌的抑菌率≥50%（溶出性）或＞26%（非溶出性），其抑菌作用在室温下至少须保持1年。

4.6 任何经环氧乙烷消毒的卫生用品出厂时，环氧乙烷残留量必须≤250μg/g。

5 生产环境卫生指标

5.1 装配与包装车间空气中细菌菌落总数应≤2500 cfu/m³。

5.2　工作台表面细菌菌落总数应≤20 cfu/cm²。

5.3　工人手表面细菌菌落总数应≤300 cfu/只手，并不得检出致病菌。

6　消毒效果生物监测评价

6.1　环氧乙烷消毒：对枯草杆菌黑色变种芽胞（ATCC 9372）的杀灭指数应≥10^3。

6.2　电离辐射消毒：对短小杆菌芽胞 E6d（ATCC 27142）的杀灭指数应≥10^3。

6.3　压力蒸汽消毒：对嗜热脂肪杆菌芽胞（ATCC 7953）的杀灭指数应≥10^3。

7　测试方法

7.1　产品测试方法

7.1.1　产品外观：目测，应符合本标准 3.1 的规定。

7.1.2　产品毒理学测试方法：见附录 A。

7.1.3　产品微生物检测方法：见附录 B。

7.1.4　产品杀菌性能、抑菌性能与稳定性测试方法：见附录 C。

7.1.5　产品环氧乙烷残留量测试方法：见附录 D。

7.2　生产环境采样与测试方法：见附录 E。

7.3　消毒效果生物监测评价方法：见附录 F。

8　原材料卫生要求

8.1　原材料应无毒、无害、无污染；原材料包装应清洁，清楚标明内含物的名称、生产单位、生产日期或生产批号；影响卫生质量的原材料应不裸露；有特殊要求的原材料应标明保存条件和保质期。

8.2　对影响产品卫生质量的原材料应有相应检验报告或证明材料，

必要时需进行微生物监控和采取相应措施。

8.3 禁止使用废弃的卫生用品作原材料或半成品。

9 生产环境与过程卫生要求

9.1 生产区周围环境应整洁，无垃圾，无蚊、蝇等害虫孳生地。

9.2 生产区应有足够空间满足生产需要，布局必须符合生产工艺要求，分割合理，人、物分流，产品流程中无逆向与交叉。原料进入与成品出去应有防污染措施和严格的操作规程，减少生产环境微生物污染。

9.3 生产区内应配置有效的防尘、防虫、防鼠措施，地面、墙面、工作台面应平整、光滑、不起尘、便于除尘与清洗消毒，有充足的照明与空气消毒或净化措施，以保证生产环境满足本标准第 5 章的规定。

9.4 配置必需的生产和质检设备，有完整的生产和质检记录，切实保证产品卫生质量。

9.5 生产过程中使用易燃、易爆物品或产生有害物质的，必须具备相应安全防护措施，符合国家有关标准或规定。

9.6 原材料和成品应分开堆放，待检、合格、不合格原材料和成品应严格分开堆放并设明显标志。仓库内应干燥、清洁、通风，设防虫、防鼠设施和垫仓板，符合产品保存条件。

9.7 进入生产区要换工作衣和工作鞋，戴工作帽，直接接触裸装产品的人员需戴口罩，清洗和消毒双手或戴手套；生产区前应相应设有更衣室、洗手池、消毒池与缓冲区。

9.8 从事卫生用品生产的人员应保持个人卫生，不得留指甲，工作时不得戴手饰，长发应卷在工作帽内。痢疾、伤寒、病毒性肝炎、活动性肺结核、尖锐湿疣、淋病及化脓性或渗出性皮肤病患者或病原携带者不得参与直接与产品接触的生产活动。

9.9　从事卫生用品生产的人员应在上岗前及定期（每年一次）进行健康检查与卫生知识（包括生产卫生、个人卫生、有关标准与规范）培训，合格者方可上岗。

10　消毒过程要求

10.1　消毒级产品最终消毒必须采用环氧乙烷、电离辐射或压力蒸汽等有效消毒方法。所用消毒设备必须符合有关卫生标准。

10.2　根据产品卫生标准、初始污染菌与消毒效果生物监测评价标准制定消毒程序、技术参数、工作制度，经验证后严格按照既定的消毒工艺操作。该消毒程序、技术参数或影响消毒效果的原材料或生产工艺发生变化后应重新验证确定消毒工艺。

10.3　每次消毒过程必须进行相应的工艺（物理）和化学指示剂监测，每月用相应的生物指示剂监测，只有当工艺监测、化学监测、生物监测达到规定要求时，被消毒物品才能出厂。

10.4　产品经消毒处理后，外观与性能应与消毒处理前无明显可见的差异。

11　包装、运输与贮存要求

11.1　执行卫生用品运输或贮存的单位或个人，应严格按照生产者提供的运输与贮存要求进行运输或贮存。

11.2　直接与产品接触的包装材料必须无毒、无害、清洁，产品的所有包装材料必须具有足够的密封性和牢固性以达到保证产品在正常的运输与贮存条件下不受污染的目的。

12　产品标识要求

12.1　产品标识应符合《中华人民共和国产品质量法》的规定，并在产品包装上标明执行的卫生标准号以及生产日期和保质期（有效期）或生产批号和限定使用日期。

12.2 消毒级产品还应在销售包装上注明"消毒级"字样以及消毒日期和有效期或消毒批号和限定使用日期，在运输包装上标明"消毒级"字样以及消毒单位与地址、消毒方法、消毒日期和有效期或消毒批号和限定使用日期。

附录 A

（标准的附录）
产品毒理学测试方法

A1　各类产品毒理学测试指标

当原材料、生产工艺等发生变化可能影响产品毒性时，应按表 A1 根据不同产品种类提供有效的（经政府认定的第三方）成品毒理学测试报告。

表 A1

产品种类	皮肤刺激试验	阴道黏膜刺激试验	皮肤变态反应试验
手套或指套、内裤	√		√
抗菌(或抑菌)液体产品	√	根据用途选择[1]	√
湿巾、卫生湿巾	√	根据用途选择[1]	根据材料选择
口罩	√		
妇女经期卫生用品		√	√
尿布等排泄物卫生用品	√		√
避孕套		√	√

　1）用于阴道黏膜的产品须做阴道黏膜刺激试验，但无须做皮肤刺激试验。

A2　试验方法

皮肤刺激试验、阴道黏膜刺激试验和皮肤变态反应试验方法按卫生部《消毒技术规范》（第三版）第一分册《实验技术规范》（1999）中的"消毒剂毒理学实验技术"中相应的试验方法进行。

固体产品的样品制备方法按照 A3 进行。

注

　1　用于皮肤刺激试验中的空白对照应为：生理盐水和斑贴纸。

　2　在皮肤变态反应中，致敏处理和激发处理所用的剂量保持一致。

A3　样品制备

A3.1　皮肤刺激试验和皮肤变态反应试验

以横断方式剪一块斑贴大小的产品。对于干的产品，如尿布、妇女经期卫生用品，用生理盐水润湿后贴到皮肤上，再用斑贴纸覆盖。湿的产品，如湿巾，则可以按要求裁剪合适的面积，直接贴到皮肤上，再用斑贴纸覆盖。

A3.2　阴道黏膜刺激试验

A3.2.1　干的产品（如妇女经期卫生用品）

以横断方式剪取足够量的产品，按 1g/10mL 的比例加入灭菌生理盐水，密封于萃取容器中搅拌后置于 37℃±1℃ 下放置 24h。冷却到室温，搅拌后析取样液备检。

A3.2.2　湿的产品（如卫生湿巾）

在进行阴道黏膜刺激试验的当天，挤出湿巾里的添加液作为试样。

A4　判定标准

以卫生部《消毒技术规范》（第三版）第一分册《实验技术规范》（1999）中"毒理学试验结果的最终判定"的相应部分作为试验结果判定原则。

附录 B

（标准的附录）

产品微生物检测方法

B1　产品采集与样品处理

　　于同一批号的三个运输包装中至少抽取 12 个最小销售包装样品，1/4 样品用于检测，1/4 样品用于留样，另 1/2 样品（可就地封存）必要时用于复检。抽样的最小销售包装不应有破裂，检验前不得启开。

　　在 100 级净化条件下用无菌方法打开用于检测的至少 3 个包装，从每个包装中取样，准确称取 10g±1g 样品。剪碎后加入到 200mL 灭菌生理盐水中，充分混匀，得到一个生理盐水样液。液体产品用原液直接做样液。

　　如被检样品含有大量吸水树脂材料而导致不能吸出足够样液时，稀释液量可按每次 50mL 递增，直至能吸出足够测试用样液。在计算细菌菌落总数与真菌菌落总数时相应调整稀释度。

B2　细菌菌落总数与初始污染菌检测方法

　　本方法适用于产品初始污染菌与细菌菌落总数（以下统称为细菌菌落总数）检测。

B2.1　操作步骤

　　待上述生理盐水样液自然沉降后取上清液作菌落计数。共接种 5 个平皿，每个平皿中加入 1mL 样液，然后用冷却至 45℃ 左右的熔化的营养琼脂培养基 15～20mL 倒入每个平皿内混合均匀。待琼脂凝固后翻转平皿置 35℃±2℃ 培养 48h 后，计算平板上的菌落数。

B2.2　结果报告

菌落呈片状生长的平板不宜采用；计数符合要求的平板上的菌落，按式（B1）计算结果：

$$X_1 = A \times \frac{K}{5} \quad\cdots\cdots\cdots\cdots\cdots\cdots\cdots\cdots \text{（B1）}$$

式中：X_1——细菌菌落总数，cfu/g 或 cfu/mL；

　　　A——5 块营养琼脂培养基平板上的细菌菌落总数；

　　　K——稀释度。

当菌落数在 100 以内，按实有数报告，大于 100 时采用二位有效数字。

如果样品菌落总数超过本标准的规定，按 B2.3 进行复检和结果报告。

B2.3　复检方法

将留存的复检样品依前法复测 2 次，2 次结果平均值都达到本标准的规定，则判定被检样品合格；其中有任何 1 次结果平均值超过本标准规定，则判定被检样品不合格。

B3　大肠菌群检测方法

B3.1　操作步骤

取样液 5mL，接种 50mL 乳糖胆盐发酵管，置 35℃±2℃培养 24h，如不产酸也不产气，则报告为大肠菌群阴性。

如产酸产气，则划线接种伊红美蓝琼脂平板，置 35℃±2℃培养 18~24h，观察平板上菌落形态。典型的大肠菌落为黑紫色或红紫色，圆形，边缘整齐，表面光滑湿润，常具有金属光泽，也有的呈紫黑色，不带或略带金属光泽，或粉红色，中心较深的菌落。

取疑似菌落 1~2 个作革兰氏染色镜检，同时接种乳糖发酵管，置 35℃±2℃培养 24h，观察产气情况。

B3.2　结果报告

凡乳糖胆盐发酵管产酸产气，乳糖发酵管产酸产气，在伊红美蓝平板上有典型大肠菌落，革兰氏染色为阴性无芽胞杆菌，可报告被检样品检出大肠杆菌。

B4　绿脓杆菌检测方法

B4.1　操作步骤

取样液 5mL，加入到 50mL SCDLP 培养液中，充分混匀，置 35℃±2℃培养 18～24h。如有绿脓杆菌生长，培养液表面呈现一层薄菌膜，培养液常呈黄绿色或蓝绿色。从培养液的薄菌膜处挑取培养物，划线接种十六烷三甲基溴化铵琼脂平板，置 35℃±2℃培养 18～24h，观察菌落特征。绿脓杆菌在此培养基上生长良好，菌落扁平，边缘不整，菌落周围培养基略带粉红色，其他菌不长。

取可疑菌落涂片作革兰氏染色，镜检为革兰氏阴性菌者应进行下列试验：

氧化酶试验：取一小块洁净的白色滤纸片放在灭菌平皿内，用无菌玻棒挑取可疑菌落涂在滤纸片上，然后在其上滴加一滴新配制的1%二甲基对苯二胺试液，30s 内出现粉红色或紫红色，为氧化酶试验阳性，不变色者为阴性。

绿脓菌素试验：取 2～3 个可疑菌落，分别接种在绿脓菌素测定用培养基斜面，35℃±2℃培养 24h，加入三氯甲烷 3～5mL，充分振荡使培养物中可能存在的绿脓菌素溶解，待三氯甲烷呈蓝色时，用吸管移到另一试管中并加入 1mol/L 的盐酸 1mL，振荡后静置片刻。如上层出现粉红色或紫红色即为阳性，表示有绿脓菌素存在。

硝酸盐还原产气试验：挑取被检菌落纯培养物接种在硝酸盐胨水培养基中，置 35℃±2℃培养 24h，培养基小倒管中有气者即为阳性。

明胶液化试验：取可疑菌落纯培养物，穿刺接种在明胶培养基内，置35℃±2℃培养24h，取出放于4～10℃，如仍呈液态为阳性，凝固者为阴性。

42℃生长试验：取可疑培养物，接种在普通琼脂斜面培养基上，置42℃培养24～48h，有绿脓杆菌生长为阳性。

B4.2　结果报告

被检样品经增菌分离培养后，证实为革兰氏阴性杆菌，氧化酶及绿脓杆菌试验均为阳性者，即可报告被检样品中检出绿脓杆菌。如绿脓菌素试验阴性而液化明胶、硝酸盐还原产气和42℃生长试验三者皆为阳性时，仍可报告被检样品中检出绿脓杆菌。

B5　金黄色葡萄球菌检测方法

B5.1　操作步骤

取样液5mL，加入到50mL SCDLP培养液中，充分混匀，置35℃±2℃培养24h。

自上述增菌液中取1～2接种环，划线接种在血琼脂培养基上，置35℃±2℃培养24～48h。在血琼脂平板上该菌菌落呈金黄色，大而突起，圆形，不透明，表面光滑，周围有溶血圈。

挑取典型菌落，涂片作革兰氏染色镜检，金黄色葡萄球菌为革兰氏阳性球菌，排列成葡萄状，无芽胞与荚膜。镜检符合上述情况，应进行下列试验：

甘露醇发酵试验：取上述菌落接种甘露醇培养液，置35℃±2℃培养24h，发酵甘露醇产酸者为阳性。

血浆凝固酶试验：玻片法：取清洁干燥载玻片，一端滴加一滴生理盐水，另一端滴加一滴兔血浆，挑取菌落分别与生理盐水和血浆混合，5min如血浆内出现团块或颗粒状凝块，而盐水滴仍呈均匀混浊无凝固则为阳性，如两者均无凝固则为阴性。凡盐水滴与血浆滴均有凝固现象，再进行试管凝固酶试验；试管法：吸取 1 : 4 新鲜血浆 0.5mL，放灭菌小试管中，加入等量待检菌 24h 肉汤培养物 0.5mL。混匀，放 35℃±2℃ 温箱或水浴中，每半小时观察一次，24h 之内呈现凝块即为阳性。同时以已知血浆凝固酶阳性和阴性菌株肉汤培养物各 0.5mL 作为阳性与阴性对照。

B5.2　结果报告

凡在琼脂平板上有可疑菌落生长，镜检为革兰氏阳性葡萄球菌，并能发酵甘露醇产酸，血浆凝固酶试验阳性者，可报告被检样品检出金黄色葡萄球菌。

B6　溶血性链球菌检测方法

B6.1　操作步骤

取样液 5mL 加入到 50mL 葡萄糖肉汤，35℃±2℃ 培养 24h。

将培养物划线接种血琼脂平板，35℃±2℃ 培养 24h 观察菌落特征。溶血性链球菌在血平板上为灰白色，半透明或不透明，针尖状突起，表面光滑，边缘整齐，周围有无色透明溶血圈。

挑取典型菌落作涂片革兰氏染色镜检，应为革兰氏阳性，呈链状排列的球菌。镜检符合上述情况，应进行下列试验：

链激酶试验：吸取草酸钾血浆 0.2mL（0.01g 草酸钾加 5mL 兔血浆混匀，经离心沉淀，吸取上清液），加入 0.8mL 灭菌生理盐水，混匀后再加入待检菌 24h 肉汤培养物 0.5mL 和 0.25% 氯化钙 0.25mL，混匀，放 35℃±2℃ 水浴中，2min 观察一次（一般 10min 内可凝固），待血浆凝固后继续观察并记录溶化时间。如 2h 内不溶化，继续放置 24h 观察，如凝块全部溶化为阳性，24h 仍不溶化为阴性。

杆菌肽敏感试验：将被检菌菌液涂于血平板上，用灭菌镊子取每片含 0.04 单位杆菌肽的纸片放在平板表面上，同时以已知阳性菌株作对照，在35℃±2℃下放置18～24h，有抑菌带者为阳性。

B6.2 结果报告

镜检革兰氏阳性链状排列球菌，血平板上呈现溶血圈，链激酶和杆菌肽试验阳性，可报告被检样品检出溶血性链球菌。

B7 真菌菌落总数检测方法

B7.1 操作步骤

待上述生理盐水样液自然沉降后取上清液作真菌计数。共接种5个平皿，每个平皿中加入1mL样液，然后用冷却至45℃左右的熔化的沙氏琼脂培养基15～25mL倒入每个平皿内混合均匀，琼脂凝固后翻转平皿置25℃±2℃培养7天，分别于3、5、7天观察，计算平板上的菌落数，如果发现菌落蔓延，以前一次的菌落计数为准。

B7.2 结果报告

菌落呈片状生长的平板不宜采用；计数符合要求的平板上的菌落，按式（B2）计算结果：

$$X_2 = B \times \frac{K}{5} \quad\cdots\cdots\cdots\cdots\cdots\cdots\cdots\cdots\cdots\cdots \text{（B2）}$$

式中：X_2——真菌菌落总数，cfu/g或cfu/mL；

B——5块沙氏琼脂培养基平板上的真菌菌落总数；

K——稀释度。

当菌落数在100以内，按实有数报告，大于100时采用二位有效数字。

如果样品菌落总数超过本标准的规定，按B7.3进行复检和结果报告。

B7.3 复检方法

将留存的复检样品依前法复测2次，2次结果都达到本标准的规定，则判定被检样品合格；其中有任何1次结果超过本标准规定，则判定被检样品不合格。

B8　真菌定性检测方法

B8.1　操作步骤

取样液 5mL 加入到 50mL 沙氏培养基中，25℃±2℃培养 7 天，逐日观察有无真菌生长。

B8.2　结果报告

培养管混浊应转种沙氏琼脂培养基，证实有真菌生长，可报告被检样品检出真菌。

附录 C

(标准的附录)

产品杀菌性能、抑菌性能与稳定性测试方法

C1 样品采集

为使样品具有良好的代表性，应于同一批号三个运输包装中至少随机抽取 20 件最小销售包装样品，其中 5 件留样，5 件做抑菌或杀菌性能测试，10 件做稳定性测试。

C2 试验菌与菌液制备

C2.1 试验菌

C2.1.1 细菌：金黄色葡萄球菌（ATCC 6538），大肠杆菌（8099 或 ATCC 25922）。

C2.1.2 酵母菌：白色念珠菌（ATCC 10231）。

菌液制备：取菌株第 3～14 代的营养琼脂培养基斜面新鲜培养物（18～24h），用 5mL 0.03mol/L 磷酸盐缓冲液（以下简称 PBS）洗下菌苔，使菌悬浮均匀后用上述 PBS 稀释至所需浓度。

C3 杀菌性能试验方法

该试验取样部位，根据被试产品生产者的说明而确定。

C3.1 中和剂鉴定试验

进行杀菌性能测试必须通过以下中和剂鉴定试验。

C3.1.1 试验分组

1）染菌样片＋5mL PBS。

2）染菌样片＋5mL 中和剂。

3）染菌对照片＋5mL 中和剂。

4）样片＋5mL中和剂＋染菌对照片。

5）染菌对照片＋5mL PBS。

6）同批次 PBS。

7）同批次中和剂。

8）同批次培养基。

C3.1.2　评价规定

1）第1组无试验菌，或仅有极少数试验菌菌落生长。

2）第2组有较第1组为多，但较第3、4、5组为少的试验菌落生长，并符合要求。

3）第3、4、5组有相似量试验菌生长，并在 $1 \times 10^4 \sim 9 \times 10^4$ cfu/片之间，其组间菌落数误差率应不超过15％。

4）第6～8组无菌生长。

5）连续3次试验取得合格评价。

C3.2　杀菌试验

C3.2.1　操作步骤

将试验菌24h斜面培养物用PBS洗下，制成菌悬液（要求的浓度为：用 $100\mu L$ 滴于对照样片上，回收菌数为 $1 \times 10^4 \sim 9 \times 10^4$ cfu/片）。

取被试样片（2.0 cm×3.0 cm）和对照样片（与试样同质材料，同等大小，但不含抗菌材料，且经灭菌处理）各4片，分成4组置于4个灭菌平皿内。

取上述菌悬液，分别在每个被试样片和对照样片上滴加 $100\mu L$，均匀涂布，开始计时，作用 2、5、10、20min，用无菌镊分别将样片投入含5mL相应中和剂的试管内，充分混匀，作适当稀释，然后取其中2～3个稀释度，分别吸取0.5mL，置于两个平皿，用凉至40℃～45℃的营养琼脂培养基（细菌）或沙氏琼脂培养基（酵母菌）15mL作倾注，转动平皿，使其充分均匀，琼脂凝固后翻转平板，

179

35℃±2℃培养 48h（细菌）或 72h（酵母菌），作活菌菌落计数。

试验重复 3 次，按式（C1）计算杀菌率：

$$X_3 = （A-B）/A×100\% \quad\cdots\cdots\cdots\cdots\cdots （C1）$$

式中：X_3——杀菌率，%；

　　　A——对照样品平均菌落数；

　　　B——被试样品平均菌落数。

C3.2.2　评价标准

杀菌率≥90%，产品有杀菌作用。

C4　溶出性抗（抑）菌产品抑菌性能试验方法

C4.1　操作步骤

将试验菌 24h 斜面培养物用 PBS 洗下，制成菌悬液（要求的浓度为：用 100μL 滴于对照样片上或 5mL 样液内，回收菌数为 $1×10^4 \sim 9×10^4$ cfu/片或 mL）。

取被试样片（2.0 cm×3.0 cm）或样液（5 mL）和对照样片或样液（与试样同质材料，同等大小，但不含抗菌材料，且经灭菌处理）各 4 片（置于灭菌平皿内）或 4 管。

取上述菌悬液，分别在每个被试样片或样液和对照样片或样液上或内滴加 100μL，均匀涂布/混合，开始计时，作用 2、5、10、20min，用无菌镊分别将样片或样液（0.5 mL）投入含 5 mL PBS 的试管内，充分混匀，作适当稀释，然后取其中 2～3 个稀释度，分别吸取 0.5mL，置于两个平皿，用凉至 40～45℃的营养琼脂培养基（细菌）或沙氏琼脂培养基（酵母菌）15 mL 作倾注，转动平皿，使其充分均匀，琼脂凝固后翻转平板，35℃±2℃培养 48h（细菌）或 72h（酵母菌），作活菌菌落计数。

试验重复 3 次，按式（C2）计算抑菌率：

$$X_4 = （A-B）/A×100\% \quad\cdots\cdots\cdots\cdots\cdots （C2）$$

式中：X_4——抑菌率,％；

A——对照样品平均菌落数；

B——被试样品平均菌落数。

C4.2　评价标准

抑菌率≥50％～90％，产品有抑菌作用，抑菌率≥90％，产品有较强抑菌作用。

C5　非溶出性抗（抑）菌产品抑菌性能试验方法

C5.1　操作步骤

称取被试样片（剪成 1.0 cm×1.0 cm 大小）0.75g 分装包好。

将 0.75g 重样片放入一个 250 mL 的三角烧瓶中，分别加入70 mL PBS 和 5 mL 菌悬液，使菌悬液在 PBS 中的浓度为 $1×10^4～9×10^4$ cfu/mL。

将三角烧瓶固定于振荡摇床上，以 300 r/min 振摇 1h。

取 0.5mL 振摇后的样液，或用 PBS 做适当稀释后的样液，以琼脂倾注法接种平皿，进行菌落计数。

同时设对照样片组和不加样片组，对照样片组的对照样片与被试样片同样大小但不含抗菌成分，其他操作程序均与被试样片组相同，不加样片组分别取 5mL 菌悬液和70mL PBS 加入一个 250mL 三角烧瓶中，混匀，分别于 0 时间和振荡 1h 后，各取 0.5mL 菌悬液与 PBS 的混合液做适当稀释，然后进行菌落计数。

试验重复 3 次，按式（C3）计算抑菌率：

$$X_5＝（A-B）/A×100\%　\cdots\cdots\cdots\cdots\cdots（C3）$$

式中：X_5——抑菌率,％；

A——被试样品振荡前平均菌落数；

B——被试样品振荡后平均菌落数。

C5.2 评价标准

不加样片组的菌落数在 $1×10^4～9×10^4$ cfu/mL 之间，且样品振荡前后平均菌落数差值在 10% 以内，试验有效；被试样片组抑菌率与对照样片组抑菌率的差值＞26%，产品具有抗菌作用。

C6 稳定性测试方法

C6.1 测试条件

C6.1.1 自然留样：将原包装样品置室温下至少 1 年，每半年进行抑菌或杀菌性能测试。

C6.1.2 加速试验：将原包装样品置 54～57℃ 恒温箱内 14 天或 37～40℃ 恒温箱内 3 个月，保持相对湿度＞75%，进行抑菌或杀菌性能测试。

C6.2 评价标准

产品经自然留样，其杀菌率或抑菌率达到附录 C3 或附录 C4、附录 C5 中规定的标准值，产品的杀菌或抑菌作用在室温下的保持时间即为自然留样时间。

产品经 54℃ 加速试验，其杀菌率或抑菌率达到附录 C3 或附录 C4、附录 C5 中规定的标准值，产品的杀菌或抑菌作用在室温下至少保持一年。

产品经 37℃ 加速试验，其杀菌率或抑菌率达到附录 C3 或附录 C4、附录 C5 中规定的标准值，产品的杀菌或抑菌作用在室温下至少保持二年。

附录 D
（标准的附录）
产品环氧乙烷残留量测试方法

D1　测试目的

确定产品消毒后启用时间，当新产品或原材料、消毒工艺改变可能影响产品理化性能时应予测试。

D2　样品采集

环氧乙烷消毒后，立即从同一消毒批号的三个大包装中随机抽取一定量小包装样品，采样量至少应满足规定所需测定次数的量（留一定量在必要时进行复测用）。

分别于环氧乙烷消毒后 24h 及以后每隔数天进行残留量测定，直至残留量降至本标准 4.6 所规定的标准值以下。

D3　仪器与操作条件

仪器：气相色谱仪、氢焰检测器（FID）。

柱：Chromosorb 101 HP 60～80 目；玻璃柱长 2m，ϕ3mm。柱温：120℃。

检测器：150℃。

气化器：150℃。

载气量：氮气：35mL/min。

　　　　氢气：35mL/min。

　　　　空气：350mL/min。

柱前压约为 108kPa。

D4 操作步骤

D4.1 标准配制

用 100mL 玻璃针筒从纯环氧乙烷小钢瓶中抽取环氧乙烷标准气（重复放空二次，以排除原有空气），塞上橡皮头，用 10mL 针筒抽取上述 100mL 针筒中纯环氧乙烷标准气 10mL，用氮气稀释到 100mL（可将 10mL 标准气注入到已有 90mL 氮气的带橡皮塞头的针筒中来完成）。用同样的方法根据需要再逐级稀释 2～3 次（稀释 1000～10000 倍），作三个浓度的标准气体。按环氧乙烷小钢瓶中环氧乙烷的纯度、稀释倍数和室温计算出最后标准气中的环氧乙烷浓度。

计算公式如下：

$$c = \frac{44 \times 10^6}{22.4 \times 10^3 \times k} \times \frac{273}{273 + t} \quad\cdots\cdots\cdots\cdots\cdots \text{(D1)}$$

式中：c——标准气体浓度，$\mu g/mL$；

k——稀释倍数；

t——室温，℃。

D4.2 样品处理

至少取 2 个最小包装产品，将其剪碎，随机精确称取 2g，放入萃取容器中，加入 5mL 去离子水，充分摇匀，放置 4h 或振荡 30min 待用。如被检样品为吸水树脂材料产品，可适当增加去离子水量，以确保至少可吸出 2mL 样液。

D4.3 分析

待仪器稳定后，在同样条件下，环氧乙烷标准气体各进样 1.0mL，待分析样品（水溶液）各进样 2μL，每一样液平行作 2 次测定。

根据保留时间定性，根据峰面积（或峰高）进行定量计算，取平均值。

D4.4　计算

以所进环氧乙烷标准气的微克（μg）数对所得峰面积（或峰高）作环氧乙烷工作曲线。

以样品中环氧乙烷对应的峰面积（或峰高）在工作曲线上求得环氧乙烷的量 A（μg），并以式（D2）求得产品中环氧乙烷的残留量。

$$X = \frac{A}{\dfrac{m}{V_{(萃)}} \times V_{(进)}} \quad \cdots\cdots\cdots\cdots\cdots\cdots \text{（D2）}$$

式中：X——产品中环氧乙烷残留量，μg/g；

A——从工作曲线中所查得环氧乙烷量，μg；

m——所取样品量，g；

$V_{(萃)}$——萃取液体积，mL；

$V_{(进)}$——进样量，mL。

附录 E

（标准的附录）

生产环境采样与测试方法

E1 空气采样与测试方法

E1.1 样品采集

在动态下进行。

室内面积不超过 30m²，在对角线上设里、中、外三点，里、外点位置距墙 1m；室内面积超过 30m²，设东、西、南、北、中 5 点，周围 4 点距墙 1m。

采样时，将含营养琼脂培养基的平板（直径 9cm）置采样点（约桌面高度），打开平皿盖，使平板在空气中暴露 5min。

E1.2 细菌培养

在采样前将准备好的营养琼脂培养基置 35℃±2℃ 培养 24h，取出检查有无污染，将污染培养基剔除。

将已采集的培养基在 6h 内送实验室，于 35℃±2℃ 培养 48h 观察结果，计数平板上细菌菌落数。

E1.3 菌落计算

$$y_1 = \frac{A \times 50\ 000}{S_1 \times t} \quad \cdots\cdots\cdots\cdots\cdots\cdots \text{（E1）}$$

式中：y_1——空气中细菌菌落总数，cfu/m³；

$\quad\quad A$——平板上平均细菌菌落数；

$\quad\quad S_1$——平板面积，cm²；

$\quad\quad t$——暴露时间，min。

E2　工作台表面与工人手表面采样与测试方法

E2.1　样品采集

工作台：将经灭菌的内径为 5cm×5cm 的灭菌规格板放在被检物体表面，用一浸有灭菌生理盐水的棉签在其内涂抹 10 次，然后剪去手接触部分棉棒，将棉签放入含 10mL 灭菌生理盐水的采样管内送检。

工人手：被检人五指并拢，用一浸湿生理盐水的棉签在右手指曲面，从指尖到指端来回涂擦 10 次，然后剪去手接触部分棉棒，将棉签放入含 10mL 灭菌生理盐水的采样管内送检。

E2.2　细菌菌落总数检测

将已采集的样品在 6h 内送实验室，每支采样管充分混匀后取 1mL 样液，放入灭菌平皿内，倾注营养琼脂培养基，每个样品平行接种两块平皿，置 35℃±2℃培养 48h，计数平板上细菌菌落数。

$$y_2 = \frac{A}{S_2} \times 10 \quad \cdots\cdots\cdots\cdots\cdots\cdots（E2）$$

$$y_3 = A \times 10 \quad \cdots\cdots\cdots\cdots\cdots\cdots（E3）$$

式中：y_2——工作台表面细菌菌落总数，cfu/cm²；

　　　A——平板上平均细菌菌落数；

　　　S_2——采样面积，cm²；

　　　y_3——工人手表面细菌菌落总数，cfu/只手。

E2.3　致病菌检测

按本标准附录 B 进行。

附录 F

（标准的附录）

消毒效果生物监测评价方法

F1　环氧乙烷消毒

F1.1　环氧乙烷消毒效果评价用生物指示菌为枯草杆菌黑色变种芽胞（ATCC 9372）。在菌量为 $5\times10^5\sim5\times10^6$ cfu/片、环氧乙烷浓度为 600mg/L±30mg/L、作用温度为 54℃±2℃、相对湿度为 60%±10% 条件下，其杀灭 90% 微生物所需时间 D 值应为 2.5～5.8min，存活时间≥7.5min，杀灭时间≤58min。

F1.2　每次测试至少布放 10 片生物指示剂，放于最难杀灭处。消毒完毕，取出指示菌片接种营养肉汤培养液作定性检测或接种营养琼脂培养基作定量检测，将未处理阳性对照菌片作相同接种，两者均置 35℃±2℃ 培养。阳性对照应在 24h 内有菌生长。定性培养样品如连续观察 7 天全部无菌生长，可报告生物指示剂培养阴性，消毒合格。定量培养样品与阳性对照相比灭活指数达到 10^3 也可报告消毒合格。

F2　电离辐射消毒

F2.1　电离辐射消毒效果评价用生物指示菌为短小杆菌芽胞 E601（ATCC 27142），在菌量为 $5\times10^5\sim5\times10^6$ cfu/片时，其杀灭 90% 微生物所需剂量 D_{10} 值应为 1.7kGy。

F2.2　每次测试至少选 5 箱，每箱产品布放 3 片生物指示剂，置最小剂量处。消毒完毕，取出指示菌片接种营养肉汤培养液作定性检测或接种营养琼脂培养基作定量检测，将未处理阳性对照菌片作相同接种，两者均置 35℃±2℃ 培养。阳性对照应在 24h 内有菌生长。

定性培养样品如连续观察 7 天全部无菌生长，可报告生物指示剂培养阴性，消毒合格。定量培养样品与阳性对照相比灭活指数达到 10^3 也可报告消毒合格。

F3 压力蒸汽消毒

参照 GB 15981—1995 的规定执行。

附录 G

（标准的附录）

培养基与试剂制备

G1　营养琼脂培养基

成分：

蛋白胨	10g
牛肉膏	3g
氯化钠	5g
琼脂	15g～20g
蒸馏水	1 000mL

制法：除琼脂外其他成分溶解于蒸馏水中，调 pH 至 7.2～7.4，加入琼脂，加热溶解，分装试管，121℃灭菌 15min 后备用。

G2　乳糖胆盐发酵管

成分：

蛋白胨	20g
猪胆盐（或牛、羊胆盐）	5g
乳糖	10g
0.04%溴甲酚紫水溶液	25mL
蒸馏水	加至 1 000mL

制法：将蛋白胨、胆盐及乳糖溶于水中，校正 pH 至 7.4，加入指示剂，分装每管 50mL，并放入一个小倒管，115℃灭菌 15min，即得。

G3　乳糖发酵管

成分：

蛋白胨	20g

乳糖	10g
0.04％溴甲酚紫水溶液	25mL
蒸馏水	加至 1 000mL

制法：将蛋白胨及乳糖溶于水中，校正 pH 至 7.4，加入指示剂，分装每管 10mL，并放入一个小倒管，115℃灭菌 15min，即得。

G4　伊红美蓝琼脂（EMB）

成分：

蛋白胨	10g
乳糖	10g
磷酸氢二钾	2g
琼脂	17g
2％伊红 Y 溶液	20mL
0.65％美蓝溶液	10mL
蒸馏水	加至 1 000mL

制法：将蛋白胨、磷酸盐和琼脂溶解于蒸馏水中，校正 pH 至 7.1，分装于烧瓶内，121℃灭菌 15min 备用，临用时加入乳糖并加热溶化琼脂，冷至 55℃，加入伊红和美蓝溶液摇匀，倾注平板。

G5　SCDLP 液体培养基

成分：

酪蛋白胨	17g
大豆蛋白胨	3g
氯化钠	5g
磷酸氢二钾	2.5g
葡萄糖	2.5g
卵磷脂	1g

吐温 80	7g
蒸馏水	1 000mL

制法：将各种成分混合（如无酪蛋白胨和大豆蛋白胨可用日本多价胨代替），加热溶解，调 pH 至 7.2～7.3，分装，121℃ 灭菌 20min，摇匀，避免吐温 80 沉于底部，冷至 25℃ 后使用。

G6 十六烷三甲基溴化铵培养液

成分：

牛肉膏	3g
蛋白胨	10g
氯化钠	5g
十六烷三甲基溴铵	0.3g
琼脂	20g
蒸馏水	1 000mL

制法：除琼脂外，上述各成分混合加热溶解，调 pH 至 7.4～7.6，然后加入琼脂，115℃ 灭菌 20min，冷至 55℃ 左右，倾注平皿。

G7 绿脓菌素测定用培养基斜面

成分：

蛋白胨	20g
氯化镁	1.4g
硫酸钾	10g
琼脂	18g
甘油（化学纯）	10g
蒸馏水	加至 1 000mL

制法：将蛋白胨、氯化镁和硫酸钾加到蒸馏水中，加热溶解，调 pH 至 7.4，加入琼脂和甘油，加热溶解，分装试管，115℃ 灭菌

20min，制成斜面备用。

G8　明胶培养基

成分：

牛肉膏	3g
蛋白胨	5g
明胶	120g
蒸馏水	1 000mL

制法：各成分加入蒸馏水中浸泡 20min，加热搅拌溶解，调 pH 至 7.4，5mL 分装于试管中，115℃灭菌 20min，直立制成高层备用。

G9　硝酸盐蛋白胨水培养基

成分：

蛋白胨	10g
酵母浸膏	3g
硝酸钾	2g
亚硝酸钠	0.5g
蒸馏水	1 000mL

制法：将蛋白胨与酵母浸膏加到蒸馏水中，加热溶解，调 pH 至 7.2，煮沸过滤后补足液量，加入硝酸钾和亚硝酸钠溶解均匀，分装到加有小倒管的试管中，115℃灭菌 20min 备用。

G10　血琼脂培养基

成分：

营养琼脂	100mL
脱纤维羊血（或兔血）	10mL

制法：将灭菌后的营养琼脂加热溶化，凉至 55℃左右，用无菌

方法将 10mL 脱纤维血加入后摇匀，倾注平皿置冰箱备用。

G11　甘露醇发酵培养基

成分：

蛋白胨	10g
牛肉膏	5g
氯化钠	5g
甘露醇	10g
0.2％溴麝香草酚蓝溶液	12mL
蒸馏水	1 000mL

制法：将蛋白胨、氯化钠、牛肉膏加到蒸馏水中，加热溶解，调 pH 至 7.4，加入甘露醇和溴麝香草酚蓝混匀后，分装试管，115℃灭菌 20min 备用。

G12　葡萄糖肉汤

成分：

蛋白胨	10g
牛肉膏	5g
氯化钠	5g
葡萄糖	10g
蒸馏水	1 000mL

制法：上述成分溶于蒸馏水中，调 pH 至 7.2～7.4，加热溶解，分装试管，121℃灭菌 15min 后备用。

G13　兔血浆

制法：取灭菌 3.8％柠檬酸钠 1 份，兔全血 4 份，混匀静置，3000r/min 离心 5min，取上清，弃血球。

G14　沙氏琼脂培养基

蛋白胨	10g
葡萄糖	40g
琼脂	20g
蒸馏水	1 000mL

用 700mL 蒸馏水将琼脂溶解，300mL 蒸馏水将葡萄糖与蛋白胨溶解，混合上述两部分，摇匀后分装，115℃灭菌 15min，即得。使用前，用过滤除菌方法加入 0.1g/L 的氯霉素或者 0.03g/L 的链霉素。

定性试验采用沙氏培养液，除不加琼脂外其他成分与制法同上。

G15　营养肉汤培养液

蛋白胨	10g
氯化钠	5g
牛肉膏	3g
蒸馏水	1 000mL

调节 pH 使灭菌后为 7.2～7.4，分装，115℃灭菌 30min，即得。

G16　溴甲酚紫葡萄糖蛋白胨水培养基

蛋白胨	10g
葡萄糖	5g
蒸馏水	1 000mL

调节 pH 至 7.0～7.2，加 2%溴甲酚紫酒精溶液 0.6mL，115℃灭菌 30min，即得。

G17　革兰氏染色液

结晶紫染色液：

结晶紫	1g

95％乙醇	20mL
1％草酸铵水溶液	80mL

将结晶紫溶解于乙醇中，然后与草酸铵溶液混合。

革兰氏碘液：

碘	1g
碘化钾	2g
蒸馏水	300mL

脱色剂

95％乙醇

复染液：

（1）沙黄复染液：

沙黄	0.25g
95％乙醇	10mL
蒸馏水	90mL

将沙黄溶解于乙醇中，然后用蒸馏水稀释。

（2）稀石炭酸复红液：

称取碱性复红10g，研细，加95％乙醇100mL，放置过夜，滤纸过滤。取该液10mL，加5％石炭酸水溶液90mL混合，即为石炭酸复红液。再取此液10mL，加水90mL，即为稀石炭酸复红液。

G18　0.03mol/L 磷酸盐缓冲液（PBS，pH 7.2）

成分：

磷酸氢二钠	2.83g
磷酸二氢钾	1.36g
蒸馏水	1 000mL

ICS 85.080
Y 39

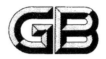

中华人民共和国国家标准

GB/T 28004—2011

纸尿裤（片、垫）

Disposal diapers

2011-09-29 发布
2012-02-01 实施

中华人民共和国国家质量监督检验检疫总局
中国国家标准化管理委员会 发布

前　言

本标准按照 GB/T 1.1—2009 给出的规则起草。

请注意本文件的某些内容可能涉及专利。本文件的发布机构不承担识别这些专利的责任。

本标准由中国轻工业联合会提出。

本标准由全国造纸工业标准化技术委员会（SAC/TC 141）归口。

本标准起草单位：中国制浆造纸研究院、广州宝洁有限公司、雀氏（福建）实业发展有限公司、金佰利（中国）有限公司、福建恒安集团有限公司、泉州邦丽达科技实业有限公司、尤妮佳生活用品（中国）有限公司、东莞市常兴纸业有限公司、东莞市白天鹅纸业有限公司、小护士（天津）实业发展股份有限公司、佛山市佰佰利卫生用品有限公司、爱生雅贸易（上海）有限公司、广东百顺纸品有限公司。杭州侨资纸业有限公司、杭州珍琦卫生用品有限公司、维安洁护理用品（中国）有限公司。

本标准主要起草人：卢宝荣、王振、林茹。

纸尿裤（片、垫）

1　范围

本标准规定了婴儿及成人用纸尿裤、纸尿片、纸尿垫（护理垫）的产品分类、技术要求、试验方法、检验规则及标志、包装、运输、贮存。

本标准适用于由外包覆材料、内置吸收层、防漏底膜等制成一次性使用的纸尿裤、纸尿片和纸尿垫（护理垫）。

本标准不适于成人轻度失禁用产品，如呵护巾等。

2　规范性引用文件

下列文件对于本文件的应用是必不可少的。凡是注日期的引用文件，仅注日期的版本适用于本文件。凡是不注日期的引用文件，其最新版本（包括所有的修改单）适用于本文件。

GB/T 462　纸、纸板和纸浆　分析试样水分的测定

GB/T 1914　化学分析滤纸

GB/T 10739　纸、纸板和纸浆试样处理和试验的标准大气条件

GB 15979　一次性使用卫生用品卫生标准

GB/T 21331　绒毛浆

GB/T 22905　纸尿裤高吸收性树脂

3　术语和定义

下列术语和定义适用于本文件。

3.1

滑渗量　topsheet run-off

一定量的测试溶液流经斜置试样表面时未被吸收的体积。

3.2

回渗量 rewet

试样吸收一定量的测试溶液后，在一定压力下，返回面层的测试溶液质量。

3.3

渗漏量 leakage

试样吸收一定量的测试溶液后，在一定压力下，透过防漏底膜的测试溶液质量。

4 产品分类

4.1 按产品结构分为纸尿裤、纸尿片和纸尿垫（护理垫）。

4.2 纸尿裤和纸尿片按产品规格可分为小号（S型）、中号（M型）、大号（L型）等不同型号。

5 技术要求

5.1 纸尿裤、纸尿片和纸尿垫（护理垫）的技术指标应符合表1要求，也可按订货合同规定。

表1

指标名称		单位	婴儿纸尿裤	婴儿纸尿片	成人纸尿裤、尿片	纸尿垫（护理垫）
偏差	全长	%	±6			
	全宽		±8			
	条质量		±10			

表 1（续）

指标名称		单位	婴儿纸尿裤	婴儿纸尿片	成人纸尿裤、尿片	纸尿垫（护理垫）
渗透性能	滑渗量 ≤	mL	20		30	无渗出，无渗漏
	回渗量[a] ≤	g	10.0	15.0	20.0	
	渗漏量 ≤	g	0.5			
pH		—	4.0～8.0			
交货水分 ≤		％	10.0			
[a] 具有特殊功能（如训练如厕等）的产品不考核回渗量。						

5.2 纸尿裤、纸尿片和纸尿垫（护理垫）应洁净，不掉色，防漏底膜完好，无硬质块，无破损等，手感柔软，封口牢固；松紧带粘合均匀，固定贴位置符合使用要求；在渗透性能试验时内置吸收层物质不应大量渗出。

5.3 纸尿裤、纸尿片和纸尿垫（护理垫）的卫生指标执行 GB 15979 的规定。

5.4 纸尿裤、纸尿片和纸尿垫（护理垫）所使用原料：绒毛浆应符合 GB/T 21331 的规定，高吸收性树脂应符合 GB/T 22905 的规定。不应使用回收原料生产纸尿裤、纸尿片和纸尿垫（护理垫）。

6 试验方法

6.1 试样的处理

试样试验前按 GB/T 10739 温湿条件处理至少 2h，并在此温湿条件下进行试验。

6.2 全长、全宽、条质量偏差

6.2.1 全长偏差

用直尺测量试样原长的全长（从试样最长处量取），每种同规格样品量 6 条，准确至 1mm，分别计算 6 条中长度的最大值、最小值与 6 条的平均值之差和其平均值的百分比，作为该种样品全长偏差的测定结果，精确至 1%。

6.2.2 全宽偏差

用直尺测量试样原宽的全宽（从试样最窄处量取），每种同规格样品量 6 条，准确至 1mm，分别计算 6 条中宽度的最大值、最小值与 6 条的平均值之差和其平均值的百分比，作为该种样品全宽偏差的测定结果，精确至 1%。

注：对于带有松紧带的试样，先用夹板或胶带等固定试样纵向（或横向）的一端，稍用力将试样拉至原长（或原宽）后再用直尺量。

6.2.3 条质量偏差

用感量为 0.1g 天平分别称量 6 条同规格样品的净重，分别计算 6 条质量的最大值、最小值与 6 条的平均值之差和其平均值的百分比，作为该种样品条质量偏差的测定结果，精确至 1%。

6.2.4 全长、全宽、条质量偏差的计算

全长、全宽、条质量偏差的计算见式（1）和式（2）。

$$上偏差 = +\frac{最大值-平均值}{平均值} \times 100\% \cdots\cdots\cdots (1)$$

$$下偏差 = -\frac{平均值-最小值}{平均值} \times 100\% \cdots\cdots\cdots (2)$$

6.3 渗透性能

渗透性能按附录 A 进行测定。

6.4 pH

pH 按附录 B 进行测定。

6.5 交货水分

交货水分按 GB/T 462 进行测定。取样方法为：每种同规格样品任取 2 条试样，剪去试样的边部松紧带，再从每条中间部位取 2g 进行测试，所取试样应确保从面层到底层全部包括。取 2 次测定结

果的算术平均值作为样品的测定结果。

> 注：试样放入容器时，将防漏底膜远离容器壁，以防遇高温后粘连。

6.6 卫生指标

卫生指标按 GB 15979 进行测定。

7 检验规则

7.1 检验批的规定

以相同原料、相同工艺、相同规格的同类产品一次交货数量为一批，交收检验样本单位为件，每批不超过 5000 件。

7.2 抽样方法

从一批产品中，随机抽取 3 件产品，从每件中抽取 3 包（每包按 10 片计）样品，共计 9 包样品。其中 2 包用于微生物检验，4 包用于微生物检验复查，3 包用于其他性能检验。

7.3 判定规则

当检验产品符合本标准第 5 章全部技术要求时，则判为批合格；当这些检验项目中任一项出现不合格时，则判为批不合格。

7.4 质量保证

产品经检验合格并附质量合格标识方可出厂。

8 标志、包装、运输、贮存

8.1 产品销售标识及包装

8.1.1 产品销售包装上应标明以下内容：

　　a) 产品名称、执行标准编号、商标；

　　b) 企业名称、地址、联系方式；

　　c) 产品规格，内装数量；

　　d) 婴儿产品应标注适用体重，成人产品应标注尺寸或适用腰围；

e）生产日期和保质期或生产批号和限期使用日期；

f）主要生产原料；

g）消毒级产品应标明消毒方法与有效期限，并在包装主视面上标注"消毒级"字样。

8.1.2 产品的销售包装应能保证产品不受污染。销售包装上的各种标识信息清晰且不易褪去。

8.2 产品运输贮存

8.2.1 已有销售包装的成品放于外包装中。外包装上应标明产品名称、企业（或经销商）名称和地址、内装数量等。外包装上应标明运输及贮存条件。

8.2.2 产品在运输过程中应使用具有防护措施的洁净的工具，防止重压、尖物碰撞及日晒雨淋。

8.2.3 成品应保存在干燥通风，不受阳光直接照射的室内，防止雨雪淋袭和地面湿气的影响，不得与有污染或有毒化学品共存。

附录 A

（规范性附录）

渗透性能的测定方法

A.1　仪器材料与测试溶液

A.1.1　仪器材料

A.1.1.1　天平：感量为 0.01g。

A.1.1.2　卫生巾渗透性能测试仪（以下简称"测试仪"，示意图见图 A.1）。

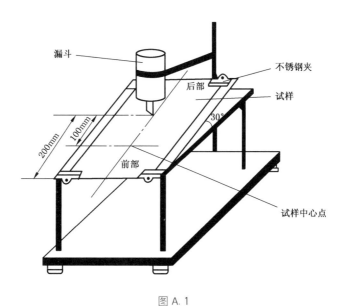

图 A.1

A.1.1.3　标准放液漏斗（以下简称"漏斗"）：

　　——婴儿产品专用标准放液漏斗：80mL；

　　——成人产品专用标准放液漏斗：150mL。

A.1.1.4 量筒：100mL 和 10mL。

A.1.1.5 不锈钢夹：夹头宽约 65mm。

A.1.1.6 烧杯：500mL。

A.1.1.7 中速化学定性分析滤纸：符合 GB/T 1914 要求，以下简称"滤纸"。

A.1.1.8 标准压块：ϕ100mm，质量为（1.2±0.002）kg（能够产生 1.5kPa 的压强）。

A.1.1.9 秒表：精确度 0.01s。

A.1.2 测试溶液

A.1.2.1 0.9%氯化钠溶液：1000mL 蒸馏水加入 9.0g 氯化钠配制成的溶液。

A.2 滑渗量的测定

A.2.1 试验步骤

A.2.1.1 先放好测试仪（A.1.1.2）于水平位置，调节上面板与下面板之间的角度为（30±2）°，再调节漏斗（A.1.1.3）的下口，使其中心点的投影距测试仪斜面板下边缘为（200±2）mm，漏斗下口的开口面向操作者。将适量的测试溶液（A.1.2）倒入漏斗中，使漏斗润湿，并用测试溶液润洗漏斗两遍。

A.2.1.2 取待测试样一条，将其两边的松紧带（包括立体护边）剪去后，再平整地将试样放在测试仪的斜面板上，使用面朝上，试样后部在斜面板上方，分别距试样内置吸收层的中心点两端各量取100mm 作为测试区域，将长出的部分分别向斜面板的上部和底部折回，再用四个不锈钢夹（A.1.1.5）固定试样，不锈钢夹不得妨碍溶液的流动，见图 A.1。调节漏斗高度，使其下口的最下端距试样表面 5mm～10mm，然后在测试仪的下方放一个烧杯（A.1.1.6），收集经试样渗透后流下的溶液。

A.2.1.3　按表 A.1 的规定，用量筒（A.1.1.4）准确量取测试溶液，倒入调节好的漏斗中。然后迅速打开漏斗节门至最大，使溶液自由地流到试样的表面上，并沿斜面往下流动到烧杯中，待溶液流完后，将漏斗节门关闭，并擦拭漏斗下口，使之没有溶液。用量筒量取烧杯中的溶液（量准至 1mL），作为测试结果。若测试溶液从试样侧面流走，则该试样作废，另取一条重新测试。

表 A.1
单位为毫升

型　　号	滑渗试验取液量	回渗试验取液量		
		小号（S）及以下	中号（M）	大号（L）及以上
婴儿纸尿裤	60	40	60	80
婴儿纸尿片	50	30	40	50
成人纸尿裤	150		150	
成人纸尿片			100	

A.2.2　滑渗量测试结果的计算

滑渗量以试样未吸收测试溶液的体积（mL）来表示，每个样品测 7 条，去掉 7 条测试结果中的最大值和最小值，取其余 5 条的算术平均值作为其最终测试结果，精确至 1mL。

注：若 7 条试样中有 2 条以上（不含 2 条）发生侧流，其结果可以保留。

A.3　回渗量及渗漏量的测定

A.3.1　回渗量的测定

A.3.1.1　试验步骤

用测试溶液润洗漏斗两遍，将漏斗固定在支架上。

在水平操作台面上放置已知质量的 ϕ230mm 滤纸（A.1.1.7）若干层，将试样展开呈自然状态（直条型试样两头需翘起，使测试区域长度约 200mm）放于滤纸上。

按表 A.1 规定，用量筒准确量取测试溶液，倒入漏斗中。漏斗下开口应朝向操作者，下口的中心点距试样表面的垂直距离为 5mm～10mm，然后迅速打开漏斗节门至最大，使测试溶液自由地流到试样的表面，并同时开始计时（测试时溶液不应从试样两侧溢出），5min 时，再次用漏斗注入同量的测试溶液，10min 时，迅速将已知质量的 ϕ110mm 滤纸若干层（以最上层滤纸无吸液为止）放到试样表面，同时将标准压块（A.1.1.8）压在滤纸上，重新开始计时，加压 1min 时将标准压块移去，用天平称量试样表面滤纸的质量。

A.3.1.2 结果的计算

试样的回渗量以试样表面滤纸试验前后的质量差来表示，按式（A.1）计算：

$$m = m_1 - m_2 \quad\cdots\cdots\cdots\cdots\cdots\cdots\cdots \text{（A.1）}$$

式中：

m——回渗量，单位为克（g）；

m_1——试样表面滤纸吸液后的质量，单位为克（g）；

m_2——试样表面滤纸吸液前的质量，单位为克（g）。

取 5 条试样试验结果的算术平均值作为测试结果，精确至 0.1g。

A.3.2 渗漏量的测定

如上所述，待测完回渗量后，移去试样，迅速称量放于试样底部滤纸的质量。试样的渗漏量以试样底部滤纸试验前后的质量差来表示。以 5 条试样的算术平均值作为最终测试结果，精确至 0.1g。

A.4 纸尿垫（护理垫）渗透性能的测定

打开试样，平铺在水平台面上。用量筒量取 150mL 测试溶液，距试样表面 5mm～10mm，于 5s 内匀速倒入试样中心位置。5min 后观察试样四周有无液体渗出及试样底部有无液体渗漏。随机抽取 3 条试样，任一试样均不应有渗出或渗漏现象。

附录 B
（规范性附录）
pH 的测定方法

B.1　仪器和试剂

B.1.1　仪器

B.1.1.1　酸度计：精度为 0.01。

B.1.1.2　天平：0.01g。

B.1.1.3　水银温度计：量程 0℃～100℃。

B.1.1.4　烧杯：400mL。

B.1.1.5　容量瓶：1000mL。

B.1.2　试剂

B.1.2.1　蒸馏水或去离子水：pH 为 6.5～7.2。

B.1.2.2　标准缓冲溶液：25℃时 pH 为 4.01、6.86、9.18 的标准缓冲溶液。

B.2　试验步骤

　　取 1 条试样，去除底膜，从试样中间部位剪取（1.0±0.1）g，置于烧杯（B.1.1.4）内，加入 200mL 蒸馏水，并开始计时，用玻璃棒搅拌，10min 后将电极放入烧杯中测定 pH。

B.3　测试结果的计算

　　每种样品测试两条试样（取自两个包装），取其算术平均值作为测定结果，精确至 0.1 pH 单位。

B.4　注意事项

每次使用酸度计前应按仪器使用说明书用标准缓冲溶液（B.1.2.2）对仪器进行校准。每条试样测试完毕后应立即用蒸馏水冲洗电极。

———————